乡镇卫生院卫生技术人员在职培训系列教材

辅助检查技术运用培训指导

主　编　郝冀洪　席　彪

中国协和医科大学出版社

图书在版编目（CIP）数据

辅助检查技术运用培训指导／郝冀洪，席彪主编. —北京：中国协和医科大学出版社，2016.1

（乡镇卫生院卫生技术人员在职培训系列教材）

ISBN 978-7-5679-0402-6

Ⅰ．①辅…　Ⅱ．①郝…　②席…　Ⅲ．①医学检验-职业培训-教材　Ⅳ．①R446

中国版本图书馆 CIP 数据核字（2015）第 176266 号

乡镇卫生院卫生技术人员在职培训系列教材

辅助检查技术运用培训指导

主　　编：郝冀洪　席　彪

责任编辑：吴桂梅　傅保娣

出版发行：**中国协和医科大学出版社**
　　　　　（北京东单三条九号　邮编 100730　电话 65260378）

网　　址：www.pumcp.com

经　　销：新华书店总店北京发行所

印　　刷：北京佳艺恒彩印刷有限公司

开　　本：787×1092　1/16 开

印　　张：9

字　　数：170 千字

版　　次：2016 年 7 月第 1 版　　2016 年 7 月第 1 次印刷

印　　数：1—3000

定　　价：25.00 元

ISBN 978-7-5679-0402-6

乡镇卫生院卫生技术人员在职培训系列教材

辅助检查技术运用培训指导

主　编　郝冀洪　席　彪

副主编　宋文杰　孙熠锋　曹俊娟

编　者（按姓氏笔画排列）

丁雪蕾　王立新　韦美萍　列建群　朱向辉

刘　梅　许文胜　孙　洁　苏现辉　李彦会

杨庆仁　杨洪乐　张艳华　陈少鹏　郑　宏

胡　蕊　宫心鹏　耿左军　柴雪娇　郭　欣

高占玺　崔寒英　魏红莲

课题主持人　席　彪　解江林

课题秘书　吕　萍

前　　言

现代医学科技的进步极大地丰富了医生认识疾病的方法，虽然乡镇卫生院远不如县级以上医疗机构拥有各种高精的辅助检查设备，但与 20 世纪相比，已经有了重大改变，如 200mA 以上的 X 线机、彩色超声波检查仪、心电图检测仪、全自动或者半自动生化分析仪、血细胞分析仪、双目显微镜等已经在多数乡镇卫生院普及，与之相应的项目在卫生院就可以得到检查，这对于提高常见病的诊断和治疗能力有很大帮助，明显提高了基层医院诊治疾病的水平。

不仅如此，诸如当今最先进的 CT、磁共振成像（MRI）、放射性核素、内镜及精确的各项实验室检查，虽然乡镇卫生院没有开展，但是，仍然可以借助大医院的条件运用这些检查结果，从而更加全面、精确、多角度地从结构、功能多个方面发现人体异常，帮助认识疾病。

基于此，对乡镇卫生院卫生技术人员进行辅助检查项目的培训显然具有重要意义，这从几次的农村卫生人员现状与培训需求调查中，也都明确反映出乡镇卫生院卫生专业人员对于辅助检查项目培训的特别需求。本书作为乡镇卫生院卫生技术人员在职培训系列教材，将辅助检查项目培训列入培训内容是必要的。

本培训指导包括乡镇卫生院常规设备及使用、常见病症临床检查项目选择策略、常用辅助检查结果分析和临床检验参考值四部分。其中常规设备及使用部分主要介绍国家规定配置给乡镇卫生院的设备品目清单中主要设备仪器的规范使用和操作；常见病症临床检查项目选择策略部分主要介绍如何根据病情诊断需要合理选择辅助检查项目，而不是靠"地毯式搜索"或过度依赖辅助检查；常用辅助检查结果分析部分简要介绍了目前常见的各种检查结果在临床诊断中的运用；临床检验参考值部分介绍了常用辅助检查结果的参考范围。

该书是全科医疗团队培训课题系列研究成果之一，是继《基本技能培训指导》《急诊急救培训指导》《卫生服务管理培训指导》《合理用药培训指导》《健康信息与社区卫生信息利用培训指导》《基本公共卫生服务项目技术操作培训指导》之后的第 7 本专门针对乡镇卫生院卫生技术人员的培训教材。

本培训指导既可以供辅助检查技术人员培训使用，也可供全科医疗团队其他人员培训使用。当然，它也可以作为临床工作中的参考工具。书中难免有不当之处，敬请指正。

郝冀洪　席　彪

2015 年 10 月

目　　录

第一部分

乡镇卫生院常规设备及使用

1. 临床检验设备操作

1.1 使用显微镜观察物质微观结构

1.1.1 操作低倍显微镜观察标本

操作步骤	知识要求	态度要求
1. 从镜箱取出显微镜，将其轻放在离工作台边缘 8~10cm 处，偏左的位置。 2. 安上合适的目镜（一般采用10×目镜），将 10×、40×、100× 物镜按照顺时针安在物镜转换器上，逆时针转动转换器使10×物镜对准载物台中央的通光孔。从目镜中观察，同时调节反光镜或接通电源，直至视场明亮、均匀为止。 3. 如果使用双目显微镜，对双目镜宽度要进行调节，用推或拉的方法调节两目镜之间的距离，直到在两个目镜上双眼同时观察时两个图形的视场正好完全重合，此时镜筒刻度盘上所示的数字就是观察者两眼瞳孔之间的距离。 4. 根据物镜的放大倍数调节聚光镜的高度。 5. 调节可变光阑（光圈）：将显微镜调整到工作状态后，从目镜筒中拔出目镜，一边观察（向拔出目镜的目镜筒里看），一边缩小光阑，这时可看到缩小的光阑被物镜成的像，然后逐渐调大光阑，当光阑像的边缘与物镜通光孔黑圈的边缘一致时停止，这时的聚光镜镜口率与物镜镜口率一致。如显微镜可变光阑圆框上刻有表示口径的标尺，可调至物镜镜口率的80%，即物镜镜口率为 0.65，则可变光阑的标尺调至 0.65×80%＝0.52 即可。 6. 观察：将载玻片放置在载物台上，使标本对准通光孔正中，下降镜筒或升高载物台，并从侧面观察，使物镜下端和标本逐渐接近，但不能碰到盖玻片。从目镜观察，用粗准焦螺旋慢慢升起镜筒或下降载物台直到看到标本为止，再调节细准焦螺旋至物像清晰。 7. 观察完毕后，上升镜筒或降低载物台，取下载玻片；调暗光源，关闭电源。	1. 能够说出光学显微镜的组成结构和工作原理。 2. 能够叙述显微镜性能参数。 3. 能够演示光学显微镜操作步骤。	1. 显微镜属于精密仪器，平时要加强管理，应该设专人负责。 2. 取放时动作一定要轻，切忌震动和暴力，否则会造成光轴偏斜而影响观察，而且光学玻璃也容易损坏。 3. 镜检标本应严格按照操作程序进行，观察时要从低倍镜开始，看清标本后再转用高倍镜、油镜。 4. 使用的盖玻片和载玻片不能过厚或过薄。标准的盖玻片为 0.17mm ± 0.02mm，载玻片为 1.1mm±0.04mm。过厚或过薄将会影响显微镜成像及观察。
重要提示： 1. 电压的波动范围一般不得超过±10%，不要短时频繁开动电源，显微镜使用间隙要注意调低照明亮度。 2. 工作温度范围5~40℃，保持环境清洁卫生，防尘防晒，防潮防腐，光学元件表面不可用手触摸以免污染，搬运避免剧烈震动。 3. 决不可把标本长时间留放在载物台上，特别是有挥发性的物质。 4. 经常擦拭，光学元件表面要用干净的毛笔清扫或用擦镜纸擦拭干净。	**临床应用：**血细胞形态学检查，体液细胞形态学检查，粪便常规检查，细菌形态学检查等。

1.1.2　操作高倍显微镜和油镜观察标本

操作步骤	知识要求	态度要求
1. 按照低倍显微镜操作步骤观察完毕后，在低倍镜下，找到要进一步观察的部位，移至视野中心，再上升聚光镜，逆时针转动物镜转换器换上高倍镜。合格的显微镜操作距离是由低倍镜转换到高倍镜时刚好合用的，一般稍微调节一下细准焦螺旋即可看到清晰的物像。 2. 使用油镜观察 （1）在高倍镜下看到标本后，把需要进一步放大的部位移至视野中心。上升镜筒或下降载物台约 1.5cm。将物镜转离光轴，在盖玻片所要观察的部位上滴一滴香柏油，把光阑升至最大。 （2）换上油镜，小心调节粗准焦螺旋，使油镜慢慢下降或慢慢上升载物台，从侧面观察油镜下端与标本之间的距离，当油镜的下端开始触及油滴时即可停止。 （3）从目镜观察，调节细准焦螺旋，直至看清标本物像。 3. 观察完毕，上升镜筒或下降载物台，将油镜转离光轴，用干的擦镜纸轻轻地吸掉油镜和盖玻片上的油，再用浸湿二甲苯的擦镜纸擦拭两三次，最后用干净的擦镜纸再擦拭两三次。 4. 观察后的处理工作 （1）清洁：显微镜上的污物（残物或灰尘），用擦镜纸擦干净，若擦不干净可蘸少许二甲苯进行擦拭。 （2）显微镜各部分的放置：擦完后，把物镜转离光轴，把反光镜转到与载物台垂直的方向，以减少灰尘粘落上面，而后罩上镜套，备用。	1. 能够说出光学显微镜的组成结构和工作原理。 2. 能够叙述显微镜性能参数。 3. 能够演示光学显微镜操作步骤。	镜检标本应严格按照操作程序进行，观察时要从低倍镜开始，看清标本后再转用高倍镜、油镜。使用油镜时一定要在盖玻片上滴油后才能使用。油镜使用完后，应立即将镜头和盖玻片上的油擦干净，否则干后不易擦去，以致损伤镜头和标本。注意二甲苯用量不可过多，否则，物镜中的树胶溶解，透镜歪斜甚至脱落，盖玻片移动甚至连同标本一起融掉。
重要提示： 1. 电压的波动范围一般不得超过±10%，不要短时频繁开动电源，显微镜使用间隙要注意调低照明亮度。 2. 工作温度范围 5~40℃，保持环境清洁卫生，防尘防晒，防潮防腐，光学元件表面不可用手触摸以免污染，搬运避免剧烈震动。 3. 决不可把标本长时间留放在载物台上，特别是有挥发性的物质。 4. 经常擦拭，光学元件表面要用干净的毛笔清扫或用擦镜纸擦拭干净。	**临床应用：**血细胞形态学检查，体液细胞形态学检查，粪便常规检查，细菌形态学检查等。

1.2　使用生化分析仪检测和分析生命化学物质

操作步骤	知识要求	态度要求
1. 目前多数采用 24 小时不关机——起始运行程序。 2. 根据需要，申请校准、质控和患者测定项目（包括架号、杯号或顺序号）。测定中可继续申请装载校准品、质控物和患者标本。 3. 装载试剂，核对仪器起始状态。 4. 定标质控测定、检查定标和质控结果。 5. 患者标本测定。 6. 数据传递（打印报告，向检验管理系统传输，包括工作量统计、财务统计、患者情况追踪、质控分析等）。 7. 测定后保养。	1. 能够说出自动生化分析仪的工作原理。 2. 能够叙述自动生化分析仪的基本结构和测定方法。 3. 能够指出自动生化分析仪的性能指标。 4. 能够排除自动生化分析仪的常见故障。	1. 蒸馏水应勤更换，最好 3 天更换 1 次，并且冲洗用蒸馏水不得有杂质，防止桶内生长细菌。一定时间后应加稀盐酸浸泡，去除桶底沉淀。 2. 试剂杯应保持清洁，防止产生沉淀和生长细菌，以免堵塞采样针和污染试剂。 3. 仪器应专人管理、维修：仪器应专人专管、专业人员维修，不要随意更换、取动各种部件。 4. 定期清洗管道系统。 5. 电子系统应正确使用和维护。 6. 应配备专用不间断电源（UPS），以免电压过高、过低或突然断电影响仪器正常工作或造成数据丢失甚至烧毁线路板。新仪器投入使用前，应培训操作人员，掌握仪器性能特点，并正规操作。仪器的操作系统应制作和备份启动盘，以备在仪器死机后能重新启动系统。

重要提示：

1. 仪器室需有足够空间，环境温度恒定于 15～30℃，相对湿度控制在 40%～85%，须防尘防腐，须防振防电磁干扰。

2. 每天必须清洗流动比色池。如长时间未开机，开机后需以去离子水浸泡 24 小时后再用清洗液清洗。每测试完一个项目，必须彻底清洗。

3. 严格遵循操作手册中清洗程序，并根据实际使用情况进行保养。

1.3 使用血细胞分析仪对血液中红细胞、血小板计数，白细胞计数和分类，测定血红蛋白含量

乡镇卫生院常规设备及使用

操作步骤	知识要求	态度要求
1. 打开电源前，检查当天检测样品所需的试剂量、打印机纸张、试管和电线缆，确保符合要求。 2. 按顺序打开电源。 3. 启动系统程序，显示启动对话框，输入用户名和密码。 4. 仪器自动下载主机控制程序启动机械和流体动力学部件，清洗，等待温度稳定并做背景检查。 5. 分析样品前按质控操作程序进行质控，如出现问题应检查仪器、标本、试剂等有无错误，并排除问题。 6. 混匀标本，看是否有凝块或溶血，如果有凝块或溶血，应重新抽血。将标本编号及标本信息输入系统，选择分析模式，按"Start"键，仪器开始检测样品。 7. 结果审核：标本分析后，对标本结果进行审核，并打印。如结果异常，根据情况做血涂片进行镜检，以确定结果是否可靠。	1. 能够说出电阻抗血细胞检测的原理。 2. 能够叙述血细胞分析仪的基本结构。 3. 能够指出血细胞分析仪常见堵孔原因。 4. 能够评价血细胞分析仪的性能评价指标。	1. 开机前先检查试剂液面情况，按需及时更换；检查废液桶情况，必要时清空废液桶；运行一次"Startup"进行循环冲洗，观察空白测定是否在控。 2. 日常保养：按照使用说明书进行日常保养。 3. 按照关机程序关机，待结束后关闭仪器电源开关，同时退出中文计算机系统，关闭电源，并做好保养记录、签名。
重要提示： 1. 血细胞分析仪工作条件要求电源（220V±22V），环境温度18~25℃；相对湿度≤80%。 2. 检测器的微孔堵塞是影响检验结果准确性最常见的原因。		**辅助器材：** 一次性采血管

1.4 使用尿液干化学分析仪检测尿液中某些物质的含量

操作步骤	知识要求	态度要求
1. 开机：打开电源开关，等待仪器自检完成后，进入主菜单。 2. 检测质控试带：将质控试带置于检测槽内，启动仪器运行键，自动检测。待仪器打印出质控结果，显示"正常"后，取回质控试带保存。 3. 浸渍试带：将试带完全浸入尿样中1~2秒，取出，吸干试带多余的尿样。 4. 标本检测：同步骤2，直到仪器自行打印报告或将数据输出。	1. 能够说出尿液干化学分析仪检测原理。 2. 能够叙述尿液干化学分析仪结构及各部分功能。 3. 能够演示操作。	1. 操作前，应仔细阅读尿液分析仪说明书及尿试带说明书；每台尿液干化学分析仪应建立操作程序，按程序操作；专人负责尿液干化学分析仪；每天检测开机前，对仪器进行全面检查；检测完毕，对仪器进行全面清理、保养；开瓶但未使用的尿试带应立即收入瓶内盖好瓶盖，根据要求妥善保存，以备下次使用。 2. 尿液分析仪的保养 （1）每日保养：仪器表面应用清水或中性清洗剂擦拭干净；每日测定完毕，试带托盘应使用无腐蚀性的洗涤剂清洗，也可用清水或中性清洗剂擦拭干净，有些仪器的试带托盘是一次性的，应注意更换；不要使用有机溶剂清洗传送带，清洗时勿使水滴入仪器内；废物（废水、废试带）装置，每日应清除干净，并用水清洗干净。 （2）每周或每月保养：根据各类尿液分析仪的具体情况每周或每月进行保养。
重要提示： 1. 使用干净的取样杯，收集新鲜的混合尿液，留取标本后，应在2小时内测完。 2. 试带浸入尿样的时间为2秒，过多的尿液标本应用滤纸吸走，所有试带块包括空白块在内要全部浸入尿液中。		**辅助器材：**一次性尿杯。

1.5　使用离心机分离液体与固体颗粒或液体与液体的混合物中各组分

操作步骤	知识要求	态度要求
1. 离心前用天平保证离心管的平衡。 2. 打开电源开关，离心机自检后，开启门盖。 3. 选择所需转头，用扳手安装转头，松紧适当。 4. 装载离心管后，拧好转头盖，按下离心机门盖。 5. 设定好转速、时间和温度后，按下启动按钮开始离心。 6. 离心结束后，开启门盖，拧开转头盖。 7. 取出离心管后，卸下转头，关闭电源开关。	1. 能够说出离心机基本结构。 2. 能够叙述离心机工作原理。 3. 能够指出常见故障并排除。 4. 能够演示操作。	1. 检查各部位有无松动及不正常情况。 2. 接通电源依顺时针方向开车启动（通常从静止状态到正常运转需40~60秒）。 3. 严禁机器超速运转，以免影响机器使用寿命。 4. 机器开动后，若有异常情况必须停车检查，必要时需予以拆洗修理。 5. 为确保离心机正常运转，转动部件每隔6个月加油保养一次。同时查看轴承处运转润滑情况，有无磨损现象；制动装置中的部件是否有磨损情况，严重的予以更换；轴承盖有无漏油情况。 6. 机器使用完毕，应做好清洁工作，保持机器整洁。 7. 不要将非防腐型离心机用于高腐蚀性物料的分离；严格按照设备要求、规定操作，非防爆型离心机切不可用于易燃易爆场合。
重要提示：物料要尽可能放置均匀。		**所需物品**：液体与固体颗粒或液体与液体的混合物。

1.6 使用分析天平获得物品质量

操作步骤	知识要求	态度要求
1. 将天平放置在正确位置，观察其是否水平。 2. 慢慢旋动升降旋钮（升降枢），开启天平，观察指针的摆动范围，如指针摆动偏向一边，可调节天平梁上平衡螺丝。 3. 将要称量的物质从左门放入左盘中央，按先在托盘天平上称得的初称质量用镊子夹取适当砝码从右门放入右盘中央。 4. 用左手慢慢升降旋钮（因天平两边质量相差太大时，全升升降旋钮可能会引起吊耳脱落。损坏刀刃），视指针偏离情况由大到小添减砝码。 5. 待克组砝码试好后，再加游码调节。 6. 在加游码调节天平平衡过程中，右门必须关闭，这时可以将升降旋钮全部升起，待指针摆动停止后，要使标牌上所指刻度在零点或附近。 7. 将检查读数核实，并记录在专用化验记录本上。 8. 称量完毕后，关闭天平，检查天平和砝码是否就绪，并用软毛刷将秤盘、天平盘打扫干净，清理好天平盘，罩上天平套，填写天平使用记录。	1. 能够说出分析天平的结构。 2. 能够叙述分析天平的原理。 3. 能够指出分析天平的性能指标。 4. 能够演示操作。	1. 分析天平属于精密仪器，平时要加强管理，应该设专人负责，搬运要轻拿轻放，应该放置在稳固的台面上，防止震动，防止灰尘。每次使用天平前都要对天平进行校正。 2. 放取被称物时要轻、缓，切记不可用力过猛。 3. 调定零点及记录称量读数后，应随手关闭天平。加被称物必须在天平处于关闭状态下进行。 4. 称量读数时必须关闭侧门。 5. 所称物品质量不得超过天平的最大载量，称量读数必须立即记在实验记录本上。 6. 如发现天平不正常，应及时与生产厂家联系，不要自行处理。 7. 称量完毕应随即将天平复原，并检查天平周围是否清洁。
重要提示： 1. 升降砝码时要慢，以免损坏刀刃。 2. 所称物品质量不得超过天平的最大载量。		**辅助器材：**毛刷。

1.7 使用净化工作台防止实验室获得性感染

操作步骤	知识要求	态度要求
1. 使用工作台时，先用经过清洁液浸泡的纱布擦拭台面，然后用消毒剂擦拭消毒。 2. 接通电源，提前 50 分钟打开紫外线灯照射消毒，杀灭净化工作区内工作台表面积累的微生物，30 分钟后，关闭紫外灯，开启送风机。 3. 工作台面上不要存放不必要的物品，以保持工作区内的洁净气流不受干扰。 4. 操作结束后，清理工作台面，收集各废弃物，关闭风机及照明开关，用清洁剂及消毒剂擦拭消毒。 5. 最后开启工作台紫外线灯，照射消毒 30 分钟后，关闭紫外线灯，切断电源。	1. 能够说出净化工作台原理。 2. 能够叙述净化工作台结构。 3. 能够指出净化工作台特点。 4. 能够演示在特定的空间内，洁净空气（进滤空气）按设定的方向流动。	1. 超净工作区内严禁存放不必要的物品，以保持洁净气流流型不变。 2. 使用前必须对工作台周围环境进行清洁工作，对空气进行净化处理。 3. 超净工作区前，尽量避免做干扰气流流型的动作。 4. 每月用风速计测量一次工作区平均风速，如发现不符合技术标准，应调节调压器，改变风机输入电压，使工作台处于最佳状况。

重要提示：

1. 当风机电压调至最大，工作区风速仍达不到技术参数的要求时，必须更换送风高效过滤器。
2. 更换送风和（或）排风高效过滤器时均应停机进行，首先将工作台进行灭菌处理。
3. 更换高效过滤器时应特别拆箱，搬运及安装时应保护滤纸完好无损，禁止用手触及滤纸造成破损。
4. 安装前，将新的高效过滤器对着亮处，查看高效过滤器是否因运输搬运等原因而出现漏洞。如有漏洞则不能使用。
5. 在拧紧压紧螺钉时，用力要均匀，既要确保高效过滤器的固定及密封稳定可靠，又要避免高效过滤器变形而导致泄漏。
6. 安装时注意高效过滤器上的箭头标志应与工作台出风方向保持一致。

1.8 使用真空干燥箱使物品干燥

操作步骤	知识要求	态度要求
1. 将需干燥处理的物品放入真空干燥箱内，关闭箱门和放气阀，开启真空阀，接通真空泵电源，使箱内真空度达到－0.1MPa 时，关闭真空阀，再关闭真空泵电源。 2. 把真空干燥箱电源开关拨至"开"处，选择所需的设定温度，当箱内温度接近设定温度时，加热指示灯忽亮忽熄，反复多次，一般 120 分钟以内可进入恒温状态。 3. 当所需工作温度较低时，可采用二次设定方法，如所需温度 60℃，第一次可设定 50℃，等温度过冲开始回落后，再设定 60℃。这样可降低甚至杜绝温度过冲现象，尽快进入恒温状态。 4. 根据不同物品潮湿程度，选择不同的干燥时间，如干燥时间较长，真空度下降，需再次抽气恢复真空度，应先开真空泵电源，再开启真空阀。 5. 干燥结束后应先关闭干燥箱电源，开启放气阀，解除箱内真空状态，再打开箱门取出物品。	1. 能够说出真空干燥箱的原理。 2. 能够叙述真空干燥箱的结构。 3. 能够指出真空干燥箱的性能参数。 4. 能够演示结构示意图。	1. 使用时应当观察真空泵的油位，以免由于缺油而损坏电机。 2. 若物品需要加热，设定温度不应超过设备所允许的最高温度。 3. 要保持干燥箱玻璃的清洁，防止漏气发生。

重要提示：

1. 水及腐蚀性太强的物品不宜放入其内，腐蚀强的物品容易损坏密封垫。
2. 挥发性强的物品应分类存放，专门放置于同一干燥箱，不宜与其他物品混放。
3. 每次取出物品后都要抽真空，以免箱内其他物品变质。
4. 解除真空后，如密封圈与玻璃门吸紧变形，不宜立即打开箱门，等密封圈恢复原形后，才方便开启箱门。

1.9 使用电热恒温培养箱进行普通细菌培养和封闭式细胞培养

操作步骤	知识要求	态度要求
1. 接通电源，开启电源开关。红色指示灯亮表示电源接通，加热器开始工作。 2. 将控温旋钮调至所需温度。 3. 白色指示灯亮，表示已达到控制温度，加热器停止工作。当箱内温度低于控制温度时，红灯亮，加热器开始工作。 4. 白灯与红灯交替亮灭，即能自动控制所需温度。 5. 在通电使用时切忌用手触及箱顶两接线柱和箱体侧或箱顶部的电气箱内的电气元件。 6. 试验物放置在箱内，不宜过挤，必须留出空气自然对流的空间。内室底板因接近电热器，不宜放置试验物。在试验时应将风顶活门适当旋开，以利于调节箱内温度。 7. 使用完毕须将电源全部切断，经常保持箱内外的清洁。	1. 能够说出电热恒温培养箱的类型。 2. 能够叙述电热恒温培养箱的结构特点。 3. 能够指出常见故障及排除方法。 4. 能够演示电热恒温培养箱结构示意图。	1. 培养箱应放置在平整的地方。 2. 工作电压为交流电 220V，50Hz。使用前必须注意所用电源电压是否与所规定的电压相符，并将电源插座接地极按规定进行有效接地。 3. 试验物品放入培养箱后，将玻璃门与外门关上，并将风顶活门适当地旋开。 4. 电源线不可缠绕在金属物上，不可放置在高温或潮湿的地方，防止橡胶老化以致漏电。 5. 当培养箱放入贵重菌种和培养物时，应勤观察，发生异常情况，立即切断电源，避免意外或不必要的损失。 6. 非必要时，不得打开温度控制仪以防损坏。 7. 当使用温度较高时，应小心烫伤。

重要提示：

1. 在用甲醛熏蒸对工作台进行杀菌处理之前，为防止甲醛泄漏，应先用"肥皂泡"法对整机进行密封性检查。

2. 更换送风高效过滤器时也必须同时更换排风高效过滤器。更换完毕后，应用尘埃粒子计数器检查四周边密封是否良好，若有泄漏需用密封胶封堵。

3. 风机不需要特别的维护，但建议进行定期检查。

4. 定期（一般每2个月1次）用风速计测量工作区风速，如不符合技术参数的要求，则可调节风机供电电压。

1.10　使用 721 可见分光光度计获得物质的浓度

操作步骤	知识要求	态度要求
1. 检查各电源线路是否连接好。检查完毕，打开电源。 2. 打开主机电源，预热 20 分钟。 3. 定量分析 （1）设置波长参数：握住"λ"旋钮，调节到所需的波长。 （2）测定：将空白溶液、样品溶液分别放置测定池中。拉池杆，使光路对准空白溶液，打开样品池的盖子，旋"0"旋钮，使指针对准下行刻度的 0 刻度；然后盖上样品池的盖子，旋"100"旋钮，使指针对准下行刻度的 100 刻度；再把样品溶液拉出，对准光路，即可读数测定（读数为上行的数字）。一般供试品溶液的吸收度读数，以在 0.3～0.7 的误差较小。 4. 测定完毕，关掉 721 可见分光光度计电源。 5. 清理台面，认真做好仪器使用登记。	1. 能够说出 721 可见分光光度计原理。 2. 能够叙述 721 可见分光光度计基本结构。 3. 能够指出 721 可见分光光度计性能指标。 4. 能够演示结构示意图。	1. 721 可见分光光度计应该放置在干燥、稳固的地方，防震防尘。 2. 强腐蚀、易挥发试样测定时比色杯必须加盖。 3. 样品溅入比色室后应立即用滤纸或软棉纱布擦拭干净。 4. 吸收池内外壁沾污的处理 （1）可用绸布缠在扁竹条上或用脱脂棉缠在细玻璃棒上蘸上乙醇，轻轻擦拭，再用纯化水冲净。 （2）如上述方法处理不好，必要时可用重铬酸钾–硫酸洗液泡洗 1～2 分钟，用自来水冲净，再用纯化水冲净。 （3）不得用毛刷刷洗或硬物擦拭，以防止表面光洁度受损影响正常使用。 （4）石英比色杯存放在无水乙醇中，或在室温下自然晾干。
重要提示： 1. 应避免强烈震动和持续震动，仪器背部离墙壁至少 15cm，以保持有效的通风。 2. 禁用乙醇、汽油、乙醚等有机溶液擦洗仪器。 3. 当发现仪器不能正常工作时，应该认真观察现象，做好记录，为维修人员创造条件。 4. 更换钨灯及氖灯需按仪器使用说明书方法及图示进行，应由专业的维修人员更换。	**辅助器材：**石英比色杯、滤纸。	

1.11 使用水浴箱获得恒定温度的水域环境

操作步骤	知识要求	态度要求
1. 在水浴箱内注入清洁温水至总高度 1/3~1/2 处。 2. 打开电源开关，把温度控制器的温度调节旋钮旋至设定温度。 3. 当水槽内测定温度达到设定温度时，加热中断，指示灯熄灭，温度保持稳定。	1. 能够说出水浴箱工作原理。 2. 能够叙述常见故障及排除方法。	1. 水浴箱应置于坚固的水平台上，电源电压须匹配。 2. 在每次使用水浴箱前，放入标准温度计同时监测实际水温，以校正温度。 3. 水浴箱工作温度波动范围是：预设温度±2℃。 4. 每天应使用温度计测量水浴箱温度，并记录；如超出正常范围，该温度应划上红圈，并把修正操作记录下来。 5. 水浴箱内外应保持清洁，外壳忌用腐蚀性溶液擦拭。 6. 仪器不用时，需套好防尘罩，以免温度控制器受潮影响使用。

重要提示：先加入水后再打开电源，防止烧坏仪器。

1.12　使用电冰箱冷藏或冷冻试剂、药品等

操作步骤	知识要求	态度要求
1. 撤去防尘罩，接通电源。 2. 通电后关箱门，检查照明灯能否自动开闭。 3. 把药品、培养基或检验材料按需求放入冰箱的冷藏室或冷冻室。 4. 当冷却到规定的时间和温度时，取出药品等，如果在此期间，需取放一些药品时，尽量缩短打开冰箱的时间。 5. 取出药品后，用软布蘸洗衣粉水擦拭，再用干布擦净。 6. 撤去电源，盖上防尘罩。	1. 能够说出电冰箱工作原理。 2. 能够叙述电冰箱结构。 3. 能够指出电冰箱常见故障及排除方法。	1. 冰箱应放置于水平地面并留有一定的散热空间。 2. 外接电源电压必须匹配，并要求有良好的接地线。 3. 冰箱内禁止存放与本实验室无关的物品。 4. 放入冰箱内的所有试剂、样品、质控品等必须密封保存。 5. 保持冰箱出水口通畅；非自动除霜冰箱应定期除霜；定期清洁冰箱，清洁时切断电源，用软布蘸水擦拭冰箱内外，必要时可用中性洗涤剂。 6. 每日由专人负责观察冰箱内温度并记录于表中，一年装订成册存档。 7. 若温度超出规定范围，调节温控器使其回到正常范围，并进行记录。若温控器调节无效，报请设备科维修，修理后须验收合格并签字后方能正常使用。

重要提示：

1. 电源通电稳定一段时间后，再放入需冷藏物品。
2. 尽量避免频繁开关冰箱门。

2. 使用 X 线机判断人体某一部位是否正常

操作步骤	知识要求	态度要求
1. 打开电源总闸，打开机器控制面板上的电源开关，机器系统自检。 2. 了解患者检查目的及投照部位，确定投照方式。 3. 去掉一切影响 X 线穿透的体外物。 4. 制定投照条件，如 kV、mA、s，是否使用滤线器等。 5. 选择胶片种类规格，放置铅号码。 6. 按规定摆好位置，定好投照中心。 7. 先按曝光手闸预备键，待预备灯亮后按曝光键。 8. 检查完毕，将球管等复位。 9. 先断开机器控制面板上电源开关，然后再断开电源总闸。	1. 能够说出 X 线机检测原理。 2. 能够叙述 X 线机结构。 3. 能够演示操作。	1. 每日保养：由使用人员进行，每天清洁机器外表除尘去污，保持机器及机房的整洁、干燥。机房内不应堆放杂物。 2. 定期保养：由维修人员协同指定保养人员进行，定期检查各电器及机械部件的固定连接，清洁除尘，上油除锈（需注意严禁油类与高压电缆接触）。查看机器的运转情况，必要时要用仪器仪表对各项参数进行校验。对长时间未使用的 X 线机，使用前应进行机器各项检测训练。

重要提示：

1. 使用前，必须先调整电源电压，达到规定的指示范围。外界电压不可超过额定电压的±10%，频率波动范围不可超过±1Hz。
2. 曝光过程中，不可以临时调节各种技术按钮，以免损坏机器。
3. 使用过程中，注意控制台各仪表指示数值，注意倾听电器部件工作时的声音，若有异常，及时关机。
4. 使用过程中，严防机件强烈震动。移动部件时，注意空间是否有障碍物。移动式 X 线机移动前应将 X 线管及各种旋钮固定。

3. 使用心电图机获得心脏活动时心肌激动产生的生物电信号

操作步骤	知识要求	态度要求
1. 患者准备：患者取水平仰卧位，保持安静，解开衣扣，暴露胸部，露出手腕以及脚腕部，酒精棉球清洁皮肤。 2. 接通电源，安放导联电极 （1）肢导联 　　（红）：右上肢（RA/R）。 　　（黄）：左上肢（LA/L）。 　　（黑）：右下肢（RL/RF）。 　　（绿）：左下肢（LL/F）。 （2）胸导联 　　（红）V_1：胸骨右缘第4肋间。 　　（黄）V_2：胸骨左缘第4肋间。 　　（绿）V_3：V_2、V_4连线中点。 　　（棕）V_4：左锁骨中线与第5肋间交点。 　　（黑）V_5：左腋前线同V_4水平处。 　　（紫）V_6：左腋中线同V_4水平处。 　　V_7：左腋后线与V_4同一水平。 　　V_8：左肩胛下角与V_4同一水平。 　　V_9：左脊椎旁线与V_4同一水平。 　　$V_3{\sim}V_5R$：$V_3{\sim}V_5$的右侧对应部位。 　　VE：相当于剑突下。 3. 录图 （1）开机。 （2）按定标、走纸速度、滤波等键。 （3）检查描笔的位置，调针至心电图纸正中。 （4）按开始键开始描记心电图。 （5）按Ⅰ、Ⅱ、Ⅲ、aVR、aVL、aVF、V_1、V_2、V_3、V_4、V_5、V_6、V_3R、V_4R、V_5R、V_7、V_8导联的顺序描记心电图。 （6）完成录图。 （7）关机。 （8）取下心电图纸。 附：由于仪器型号不同，具体操作详见说明书。	1. 能够说出心电图机的原理。 2. 能够叙述心电图机的性能参数。 3. 能够演示操作。	1. 每天做完心电图描记后，应保持电极清洁。铜合金制成的电极如果出现锈斑，可用细砂纸擦掉锈斑后，再用生理盐水浸泡一夜，使其表面形成性能稳定的薄膜。镀银的电极则用水洗净擦干即可，避免擦伤镀银层。 2. 切忌用力牵拉或扭曲导联电缆的芯线或屏蔽，收藏时应盘成直径较大的圆环或悬挂，避免过度扭曲或锐角折叠。 3. 交直流两用的心电图机，应按说明及时充电，以延长电池使用寿命。 4. 心电图机应避免高温、日晒、受潮、尘土或撞击，用毕盖好防尘罩。 5. 每半年打开机盖进行除尘、去湿和检查，及时清除电路板中的灰尘，保证机器内部干燥，避免因为潮湿或者灰尘造成短路，损坏电路板。 6. 由医疗仪器维修部门定期检测心电图机的性能。
重要提示： 1. 做心电图时，如出现振幅超出心电图纸范围和心率过慢过快，及时调整电压和走纸速度至合理范围。 2. 躁动患者做心电图时由家属协助进行，改用手动模式分步描记各导联。 3. 发现特殊心电图异常改变（急性改变）应及时与临床医生联系，并限制患者活动，做完心电图后及时记录患者信息（包括姓名、年龄、时间）并粘贴。		**辅助器材：** 肢夹、吸球、导线、导电膏或酒精、打印纸。

第二部分

常见病症临床检查项目选择策略

1. 发热

正常人的体温受体温调节中枢调控，并通过神经、体液因素使产热和散热过程呈动态平衡，保持体温在相对恒定的范围内。当机体在致热源作用下或各种原因引起的体温调节中枢功能障碍时，体温升高超出正常范围，称为发热。正常人腋下温度为36~37℃。

【常规检验项目】

血常规。

【可选检验项目】

尿常规、便常规、红细胞沉降率（简称"血沉"）、肝功能、血培养及药物敏感试验、脑脊液一般性状及显微镜检查（简称"脑脊液常规检查"）和化学检查。

【检验结果判定】

（1）白细胞（WBC）总数及中性粒细胞百分比增高提示可能为各种原因引起的细菌性感染。

（2）白细胞总数正常或偏低提示可能为某些病毒感染。

（3）白细胞分类计数（DC）检查中发现幼稚细胞提示可能为血液系统疾病。

（4）红细胞（RBC）、血红蛋白（Hb）、血小板（PLT）均降低提示可能为血液系统疾病、严重感染或恶性肿瘤。

（5）尿常规镜检中红细胞计数增多、白细胞计数增多、尿蛋白增加提示可能为泌尿系感染或肾炎、肾结核及肾肿瘤。

（6）血沉增快提示可能为急性感染、结核病、肿瘤或结缔组织病。

（7）肝功能检查：丙氨酸氨基转移酶（ALT）增高提示可能有肝脏损害，胆红素升高提示可能有胆道感染。

（8）血培养如培养出致病菌将有非常重要的临床意义。

（9）脑脊液检查如发现异常提示可能有中枢神经系统感染性疾病。

（10）便常规检查异常提示可能有消化道感染性疾病。

【X线、超声及其他辅助检查】

对于怀疑或者考虑肺部炎症应该加做胸透或胸部X线平片。

对于怀疑或者考虑腹部炎症、腹腔肿瘤应该加做腹透、腹部X线平片或B超。

对于怀疑或者考虑颅部炎症、颅脑肿瘤应该加做颅部X线平片和CT。

对于怀疑或者考虑泌尿系统炎症应该加做尿路X线平片或腹腔B超。

对于怀疑或者考虑泌尿系畸形与肾结核应该加做静脉肾盂造影。

对于怀疑或者考虑感染性细菌性心内膜炎、心包积液应该加做超声心动图。

【伴随症状】

（1）伴有寒战，可见于大叶性肺炎、急性扁桃体炎、败血症、急性胆囊炎、急性肾盂肾炎、流行性脑脊髓膜炎、疟疾、钩端螺旋体病、药物热、急性溶血或输血反应等。

（2）伴有肝脾大，常见于传染性单核细胞增多症，病毒性肝炎、肝及胆道感染、布鲁菌病、疟疾、结缔组织病、白血病、淋巴瘤、黑热病及血吸虫病。

（3）伴有结膜充血，见于麻疹、流行性出血热、斑疹伤寒、钩端螺旋体病等。

（4）先发热后昏迷，见于流行性乙型脑炎、斑疹伤寒、流行性脑脊髓膜炎、中毒性痢疾、中暑等；先昏迷后发热，见于脑出血、巴比妥类药物中毒等。

2. 咳嗽与咳痰

咳嗽是一种保护性反射动作，通过咳嗽反射能有效清除呼吸道内的分泌物或进入气道内的异物。但是咳嗽也有不利的一面，例如咳嗽可使呼吸道内感染扩散，剧烈咳嗽可导致呼吸道出血，甚至诱发自发性气胸等。如长期、频繁、剧烈咳嗽影响了工作和学习，引起呼吸肌疼痛，则属病理现象。通过咳嗽动作将呼吸道内病理性分泌物排出口腔外的病态现象称为咳痰。

【常规检验项目】

血常规。

【可选检验项目】

痰涂片及培养、血沉。

【检验结果判定】

（1）白细胞总数及中性粒细胞百分比均升高提示可能为上呼吸道或肺部细菌感染。

（2）白细胞总数正常或偏低及中性粒细胞百分比降低提示可能为病毒感染。

（3）嗜酸性粒细胞计数升高提示可能为支气管哮喘或其他过敏性疾病。

（4）痰涂片有大量脓细胞提示可能为支气管或肺部细菌性感染。

（5）痰涂片找到癌细胞提示为肿瘤。

（6）痰涂片发现革兰阳性球菌或阴性杆菌、痰培养阳性提示可能为感染性疾病。

（7）痰涂片有大量细菌、痰培养阴性提示可能为厌氧菌感染。

（8）血沉增快提示可能为肺结核或肺部肿瘤。

【X线、超声及其他辅助检查】

对于怀疑或者考虑肺实质病变、肺间质病变、胸膜病变、纵隔病变等状况可加做胸部CT扫描检查，包括选用胸部CT平扫、增强扫描、高分辨率CT等检查。

对于怀疑或者考虑会厌部、声门、声带及Ⅰ~Ⅳ~Ⅴ级支气管管壁、管腔内的状况，可做支气管镜检查进行病理活检、抽吸分泌物或进行支气管-肺泡灌洗、肺组织活检等手段获取标本，选择相应的病原学、病理学等检查。

对于怀疑或者考虑累及胸膜腔或者疑系由原发、继发胸膜腔病变导致肺部损害时，可考虑行胸腔镜检查。

对于怀疑或者考虑气道（气管、支气管）和肺实质有化脓性病变，波及胸膜腔或疑有支气管胸膜瘘、肺脓肿向胸腔破溃等情况时，加做胸部B超检查，了解胸膜腔受累的情况。

对于怀疑或者考虑慢性阻塞性肺疾病患者加做肺功能检测。

对于怀疑或者考虑慢性肺源性心脏病加做心电图检查，常可提示心脏有无受累，若要进一步了解心脏、大血管的结构和功能，还需做心脏彩色 B 超检查。

对于怀疑心血管疾病所致的左心衰竭引起肺淤血或肺水肿时，因肺泡及支气管内有浆液性或血性渗出物，引起咳嗽，可考虑做心电图检查。

对于其他因素所致的慢性咳嗽，如服用血管紧张素转化酶抑制剂后咳嗽、胃食管反流所致咳嗽和习惯性及心理性咳嗽，应结合临床予以诊断。

【伴随症状】

（1）伴发热，多见于急性上、下呼吸道感染，肺结核，胸膜炎等。

（2）伴有呼吸困难，见于喉水肿、喉肿瘤、慢性阻塞性肺炎、大量胸腔积液、气胸、肺淤血、肺水肿、气管异物等。

（3）伴胸痛，常见于肺炎、支气管癌、肺栓塞和自发性气胸等。

（4）伴哮鸣音，见于支气管哮喘、慢性阻塞性肺炎、心源性哮喘、气管与支气管异物等。支气管肺癌可引起局限性吸气性哮鸣音。

（5）伴大量脓痰，见于支气管扩张、胸膜瘘、肺脓肿。如伴有发热，多见于呼吸道感染、支气管扩张伴感染、胸膜炎伴感染。

（6）伴咯血，见于支气管扩张、肺结核、肺脓肿、支气管肺癌等。

3. 咯血

咯血是指喉及喉以下呼吸道及肺任何部位的出血，经口排出者。咯血须与口腔、鼻、咽部出血或上消化道出血引起的呕血鉴别。引起咯血的原因很多，以呼吸系统和心血管疾病为常见。

【常规检验项目】

血常规、痰涂片找结核菌和癌细胞、痰培养。

【检验结果判定】

（1）白细胞总数及中性粒细胞百分比升高提示可能为肺脓肿、大叶性肺炎或葡萄球菌败血症。

（2）痰涂片及痰培养结核菌阳性提示为肺结核。

（3）痰涂片找到癌细胞提示可能为肺癌。

【X 线、超声及其他辅助检查】

对于怀疑或者考虑肺部炎症、肺结核、支气管扩张等应该加做胸透、胸部 X 线平片或 CT。

对于怀疑或者考虑心血管疾病应该加做心电图、心血管造影。

【伴随症状】

（1）伴有发热，见于肺炎、肺结核、肺脓肿、流行性出血热、支气管肺癌等。

（2）伴有胸痛，可见于大叶性肺炎、肺梗死、肺结核、支气管肺癌等。

（3）伴有呛咳，可见于支气管肺癌、支原体肺炎。

（4）伴有脓痰，见于肺脓肿、支气管扩张、空洞型肺结核伴发感染、化脓性肺炎。

（5）伴皮肤黏膜出血，应考虑血液病、流行性出血热、风湿病等。

（6）伴杵状指，多见于支气管扩张、肺脓肿、支气管肺癌等。

（7）伴黄疸，需注意钩端螺旋体病、大叶性肺炎、肺栓塞等。

4. 呼吸困难

呼吸困难是指患者主观感到空气不足、呼吸费力，客观表现为呼吸运动用力，重者鼻翼扇动、张口耸肩，甚至出现发绀，呼吸辅助肌也参与运动，并伴有呼吸频率、深度与节律的异常。引起呼吸困难的原因繁多，主要为呼吸系统和心血管系统疾病。

【常规检验项目】

血常规。

【可选检验项目】

免疫球蛋白、血清补体、类风湿因子、自身抗体。

【检验结果判定】

（1）白细胞总数及中性粒细胞百分比升高提示可能为细菌感染性疾病。

（2）嗜酸性粒细胞计数升高提示可能为哮喘等过敏性疾病。

（3）IgM升高提示可能为支气管哮喘。

（4）血清补体降低、类风湿因子、抗核抗体阳性提示可能为结缔组织疾病。

【X线、超声及其他辅助检查】

对于怀疑或者考虑胸腔积液、自发性气胸、肺不张、肺结核、肺气肿可加做胸部X线检查。

对于怀疑或者考虑肺癌、纵隔肿瘤、肺间质纤维化、支气管扩张、肺梗死加做胸部CT。

对于怀疑或者考虑肺癌、支气管结核、肺不张、气管异物加做支气管镜检查。

对于怀疑或者考虑原因不明的胸腔积液如肿瘤可加做胸腔镜检查。

对于怀疑或者考虑心源性呼吸困难可加做心电图检查、心脏超声。

对于怀疑或者考虑阻塞性肺气肿加做肺功能检查，表现为阻塞性通气障碍并且残气量占肺总量百分率增大。

对于怀疑或者考虑支气管哮喘加做支气管扩张试验或支气管激发试验。

对于怀疑或者考虑肺动脉栓塞加做肺动脉造影、CT检查。

【伴随症状】

（1）伴有发热，可见于肺炎、肺结核、肺脓肿、肺梗死、急性心包炎、胸膜炎、流行性出血热等。

（2）伴有一侧胸痛，可见于大叶性肺炎、急性渗出性胸膜炎、肺梗死、自发性气胸、支气管肿瘤、急性心肌梗死、支气管肺癌等。

（3）伴有呛咳，可见于支气管肺癌、支原体肺炎等。

（4）伴有脓痰，见于肺脓肿、支气管扩张、空洞型肺结核伴发感染、化脓性肺炎等。

（5）伴皮肤黏膜出血，应考虑血液病、流行性出血热、风湿病等。

（6）伴有意识障碍，考虑脑膜炎、脑出血、休克性肺炎、尿毒症、糖尿病酮症酸中毒、肺性脑病、急性中毒等。

5. 呼吸衰竭

呼吸衰竭是各种原因引起的肺通气和（或）换气功能严重障碍，以致在静息状态下亦不能维持足够的气体交换，导致严重缺氧或伴二氧化碳潴留，从而引起一系列生理功能和代谢紊乱的临床综合征。临床表现为呼吸困难、发绀等。

【常规检验项目】

血气分析。

【可选检验项目】

尿常规、血常规。

【检验结果判定】

（1）血气分析

1）氧分压稍有下降、血氧饱和度急剧下降、动脉血氧分压（PaO_2）<60mmHg可作为呼吸衰竭的诊断指标。

2）PaO_2<8kPa，但动脉血二氧化碳分压（$PaCO_2$）降低或正常可作为Ⅰ型呼吸衰竭的诊断指标，PaO_2<8kPa且$PaCO_2$>6.67kPa（50mmHg）可作为Ⅱ型呼吸衰竭的诊断指标。

3）酸碱度（pH）低于7.35提示为失代偿性酸中毒，pH高于7.45提示为失代偿性碱中毒。

4）HCO_3^-即实际碳酸氢盐（AB）：是指隔绝空气的血液标本在实验条件下所测的血浆HCO_3^-。正常值22～27mmol/L，平均值24mmol/L，动、静脉血HCO_3^-大致相等。它是反映酸碱失衡代谢因素的指标。HCO_3^-<22mmol/L，见于代谢性酸中毒或呼吸性碱中毒代偿；HCO_3^->27mmol/L，见于代谢性碱中毒或呼吸性酸中毒代偿。

5）标准碳酸氢盐（SB）是在标准条件下测得的HCO_3^-值，反映酸碱失衡中代谢因素的指标。正常值22～27mmol/L，平均值24mmol/L。正常情况下AB＝SB；AB↑>SB↑见于代谢性酸中毒或呼吸性碱中毒代偿；AB↓<SB↓见于代谢性酸中毒或呼吸性碱中毒代偿。

6）二氧化碳结合力（CO_2CP）降低提示可能为代谢性酸中毒或呼吸性碱中毒，升高提示可能为代谢性碱中毒或呼吸性酸中毒。

（2）尿常规检查尿蛋白阳性、尿中出现红细胞和管型提示可合并肾衰竭。

【伴随症状】

（1）当动脉血氧饱和度低于85％时可在血流量较大的口唇、指甲出现发绀，见于重症心脏疾病、肺疾病和急性呼吸道梗阻、气胸等。

（2）伴昏迷，见于脑出血、脑膜炎、休克性肺炎、尿毒症、糖尿病酮症酸中毒、肺性脑病、急性中毒等。

（3）伴发热，见于肺炎、肺脓肿、肺结核、胸膜炎、急性心包炎、神经系统疾病、咽后壁脓肿等。

（4）伴咳嗽咳痰，见于慢性支气管炎、阻塞性肺气肿并发感染、化脓性肺炎、肺脓肿等。

（5）伴大量泡沫样痰，见于急性左心衰竭和有机磷农药中毒等。

6. 胸痛

胸痛是指胸部疼痛，主要由胸部疾病引起，少数由其他部位的病变所致。痛阈个体差异性大，故胸痛的程度与原发疾病的病情轻重并不完全一致。

【常规检验项目】

血常规、痰涂片、肝功能、血清及尿淀粉酶、血清心肌酶谱。

【可选检验项目】

D-二聚体、乙肝五项、脂肪酶、肌钙蛋白。

【检验结果判定】

（1）白细胞总数及中性粒细胞百分比升高提示可能为各类肺炎、胸膜炎、心包炎、脓胸等感染性疾病。

（2）白细胞总数升高、白细胞分类计数有幼稚细胞提示可能为血液系统疾病。

（3）痰涂片找到癌细胞提示可能为支气管肺癌。

（4）肝功能检查结合乙型肝炎抗原抗体测定如异常提示可能有肝脏损害。

（5）血清及尿淀粉酶测定值升高提示可能为急性胰腺炎。

（6）血清心肌酶谱测定：天门冬氨酸氨基转移酶、肌酸磷酸激酶、乳酸脱氢酶升高提示可能为心肌梗死。

【X线、超声及其他辅助检查】

对于怀疑或者考虑胸腔积液、自发性气胸、肺炎、肋骨骨折加做胸部X线和CT检查。

对于怀疑或者考虑肺癌、纵隔肿瘤、纵隔脓肿、肺梗死加做胸部CT。

对于怀疑或者考虑冠心病、心肌梗死、心肌病等加做心电图检查。

对于怀疑或者考虑主动脉夹层加做X线、主动脉CT造影、心脏超声或MRI等检查。

对于怀疑或者考虑肺动脉栓塞加做肺动脉造影、CT检查。

对反复胸痛而心电图正常的可疑患者加做冠状动脉造影有鉴别诊断价值。

【伴随症状】

（1）伴吞咽困难提示食管疾病。

（2）伴咳嗽或咯血提示肺部疾病，可能为肺炎、肺结核、肺癌等。

（3）伴呼吸困难提示病变累及范围较大，如自发性气胸、大叶性肺炎、渗出性胸膜炎和肺栓塞等。

（4）伴面色苍白、大汗、血压下降或休克，多见于心肌梗死、主动脉夹层、主动脉窦瘤破裂和大块肺栓塞等。

7. 胸腔积液

胸腔积液为胸膜毛细血管内静水压增高（如心力衰竭等），胶体渗透压降低（如肝硬化、肾病综合征等所致的低蛋白血症）或胸膜毛细血管壁通透性增加（如结核病、肺炎、肿瘤等）所致的胸膜液体产生增多或吸收减少，使胸膜腔内积聚的液体较正常为多。此外，胸膜淋巴引流障碍和外伤等亦可引起胸腔积液或积血。胸腔积液的性质按其病因的不同可分为渗出液和漏出液。

【常规检验项目】

外观、细胞计数与分类。

【可选检验项目】

生化检查、酶学测定、癌胚抗原（CEA）检测、免疫学检查、细胞学检查、病原学检查。

【检验结果判定】

（1）外观：漏出液常呈透明清亮，多为淡黄色，静置不凝固，比重<1.018。渗出液可因病因不同颜色有所不同，结核性积液多呈草黄色或深绿色，少数为淡红色；血性积液可因出血程度不同呈淡红血性、洗肉水样、肉眼全血（静脉血）样；脓性积液呈黄脓性，厌氧菌感染有恶臭味；阿米巴肝脓肿破溃入胸腔引起胸腔积液呈巧克力色；乳白色胸腔积液为乳糜性胸腔积液；曲菌感染的胸腔积液可为黑色积液。渗出液较混浊，比重>1.018。

（2）细胞计数与分类

1）胸膜炎症时，积液中可见各种细胞以及增生与退化的间皮细胞。

2）漏出液有核细胞较少，常<100×10^6/L，以淋巴细胞和间皮细胞为主。渗出液有核细胞常>500×10^6/L。

3）红细胞增高提示可能为创伤、肿瘤或肺梗死。

4）胸腔积液中以中性粒细胞为主，提示细菌性肺炎、胰腺炎等急性胸膜炎症；以淋巴细胞为主多见于结核性胸膜炎或肿瘤所致的胸腔积液；嗜酸性粒细胞增多主要见于寄生虫、真菌感染或结缔组织病；间皮细胞增多可见于恶性胸膜间皮瘤或恶性肿瘤累及胸膜时；系统性红斑狼疮伴胸腔积液时可见狼疮细胞。

（3）生化检查

1）pH<7.30多见于结核性胸腔积液、肺炎并发胸腔积液、类风湿关节炎并发胸腔积液、血胸或脓胸等；pH>7.35常见于系统性红斑狼疮（SLE）及恶性胸腔积液。

2）漏出液蛋白质含量低，<30g/L，黏蛋白试验阴性；而渗出液蛋白质含量高，>30g/L，黏蛋白试验阳性。

3）正常胸腔积液中葡萄糖含量与血糖相近。漏出液、恶性肿瘤所致的胸腔积液葡萄糖多正常。葡萄糖含量下降多见于类风湿关节炎并发胸腔积液、结核性胸腔积液、化脓性胸腔积液、少数恶性胸腔积液，其中，脓胸及类风湿关节炎胸腔积液中葡萄糖定量常<1.1mmol/L。

4）乳糜性胸腔积液主要见于肿瘤、寄生虫或外伤原因导致胸导管压迫或破裂。乳糜性积液中含有较多的三酰甘油，其成分改变与饮食相关。

5）尿常规、血清胆固醇测定有利于肾病综合征的判定。

（4）酶学测定

1）渗出液乳酸脱氢酶含量增高，大于200U/L，其值越高，说明炎症越明显。大于500U/L提示为恶性肿瘤或并发细菌感染。

2）淀粉酶升高可见于急性胰腺炎或肿瘤等。急性胰腺炎伴胸腔积液时，淀粉酶溢漏致使该酶在胸腔积液中含量高于血清中含量，部分患者胸痛剧烈、呼吸困难，可掩盖其腹部症状，此时胸腔积液中淀粉酶已升高，临床诊断应予注意。

3）腺苷脱氨酶在淋巴细胞内含量较高。结核性胸膜炎时，因细胞免疫受刺激，胸腔积液中腺苷脱氨酶多高于45U/L，其诊断结核性胸膜炎的敏感度较高。

（5）免疫学检查

1）结核性和恶性胸腔积液中淋巴细胞均见升高，前者以$CD4^+$辅助淋巴细胞为主（约65%），而后者$CD4^+$细胞数量及$CD4^+/CD8^+$比值较前者低。

2）肿瘤性胸腔积液$IL-1\beta$、IL-2、sIL-2R、IL-6、IL-8、PDGF、$IFN-\gamma$、TNF常下降，且低于结核性胸腔积液。

3）类风湿关节炎伴胸腔积液，胸腔积液中类风湿因子效价常升高，大于1∶160。

4）系统性红斑狼疮、类风湿关节炎胸腔积液中补体成分（CH50、C3、C4）降低，相反胸腔积液中免疫复合物含量升高，其胸腔积液含量/血清含量比值常大于1。

（6）癌胚抗原（CEA）及细胞学检查：CEA为多种肿瘤相关标志物，恶性胸腔积液CEA含量也增高，可作为恶性胸腔积液的鉴别诊断标志之一。胸腔积液/血清CEA>1诊断恶性肿瘤的敏感性和特异性均超过90%。恶性胸腔积液40%～80%患者可检出恶性细胞，反复多次检查有助于提高检测阳性率。

（7）病原学检查：胸腔积液涂片查找细菌及培养，对于病原诊断有一定帮助，必要时可经胸腔镜活检。

【X线、超声及其他辅助检查】

（1）胸部X线检查：是常规检查之一。X线检查不能提供胸腔积液的病因诊断，但如发现肺结核、肿瘤或肺炎时，对诊断有帮助。胸腔积液常遮盖肺内病灶，抽干胸腔积液后可以显露病变（如肿瘤、结核病等）。少量（<500ml）的胸腔积液表现为肋膈角变钝，胸透可见患侧膈呼吸运动减弱；中等量胸腔积液，可见中、下肺野呈均匀致密影，上缘略凹呈弧形，外缘升高，肋膈角消失，而平卧时积液散开，使整个肺野透光度减弱，但若呈现上缘呈内高外低的弧形曲线，近肺门区密度高征象时，提示恶性胸腔积液可能；大量胸腔积液（>1500ml）时，患侧大部为致密阴影，而肺尖尚透亮，纵隔推向健侧，如果纵隔并不移向健侧，多为恶性胸腔积液可能。由于液体最先聚集于后肋膈角，所以侧位片比后前位片敏感。后前位胸部X线显示肋膈角变钝时，胸腔积液量一般是175～500ml，而侧位片可检出100～150ml的液体。包裹性积液系因周围胸膜粘连，积液不随体位改变而移动，X线显示底部附于胸壁内侧的"D"形阴影，内缘光滑。叶间胸腔积液最多见于水平裂，两侧向外凸，呈棱形；大量积液则呈圆形。积液两端可显示线样叶间裂阴影（胸膜尾征），局限性叶间裂呈球形时可误诊为肿瘤。肺底积液是指肺底与横膈之间的包裹性积液，其主要特征有：①假膈顶点外移于膈面的外 1/3 处；②左侧者，可见胃泡与肺底间距增大，多大于 1.5cm，且心尖影消失；③心淹征：患侧心缘的下段被淹，心缘变短，心膈角变钝；④膈下血管征：正常肺纹理可延伸至膈顶水平以下，肺底积液时肺纹理在"膈影"上界突然中断。

（2）超声波检查：是确定胸腔积液最有价值的检查。胸腔积液在超声下显示为靠近胸壁的液性暗区。如为包裹性积液，则是椭圆形，其周围线状回声较厚而强；如为血性积液，暗区内可见粗大的光点反射；如为脓胸，则可见大小不一的液性暗区，其内见有细小强光点及漂浮和粘连的光带，后可变成网格状。超声波检查准确性优于 X 线检查，可测出肋膈角的少量液体，当胸腔积液量大于 100ml 时，其敏感性是 100%。超声波检查不仅可以明确有无胸腔积液、积液部位、积液量，而且对于胸腔积液和胸膜肥厚的鉴别诊断具有重要价值，还可以指导胸腔穿刺抽液（尤其对包裹性积液的穿刺），为选择穿刺部位、进针深度及方向等提供指导性意见。

（3）胸部 CT 检查：CT 能检出常规 X 线难以分辨的病变，显示肿块、结节、胸膜斑块、钙化和包裹积液的程度和部位。CT 可发现少量的胸腔积液，较常规 X 线检查敏感，可发现 15~50ml 的胸腔积液。CT 检查同时有助于了解纵隔和气管旁淋巴结的情况，有助于诊断恶性肿瘤胸膜转移。此外，CT 在一定程度上可以提示胸腔积液的性质，漏出液、脓性积液和血性积液的 CT 值分别为 0HU、20~40HU、60~80HU。壁层胸膜增厚往往是渗出液的征象，其特异性达 96% 以上。

（4）对咯血或疑有气道阻塞者可行支气管镜检查。

8. 心悸

心悸是一种自觉心脏跳动的不适感或心慌感。当心率加快时感心脏跳动不适，心率缓慢时则感搏动有力。心悸时心率可快可慢，也可有心律不齐、心搏增强等，部分患者心率和心律亦可正常。

【可选检验项目】
血常规、血糖、尿 3-甲-4-羟苦杏仁酸、血清心肌酶谱、甲状腺功能。
【检验结果判定】
（1）红细胞总数<$3×10^{12}$/L、血红蛋白<70g/L 提示可能为各种贫血性疾病。
（2）血糖降低提示可能为低血糖症。
（3）尿 3-甲-4-羟苦杏仁酸升高提示可能为嗜铬细胞瘤。
（4）血清心肌酶谱测定：天门冬氨酸氨基转移酶、肌酸磷酸激酶、乳酸脱氢酶升高提示可能为心肌梗死。
（5）甲状腺功能检查：如发现异常提示可能为甲状腺疾病。
【X 线、超声及其他辅助检查】
对于怀疑或者考虑心律失常以及心律失常的类型需进行心电图的检查。有心律失常者应进一步进行心脏超声检查和 X 线胸片检查；无心律失常者应行全身检查以排除相应的疾病。

对于怀疑或者考虑甲状腺疾病应该加做甲状腺造影和（或）B 超。

【伴随症状】

（1）伴心前区痛，可见于冠状动脉硬化性心脏病、心肌炎、心包炎，亦可见于心脏神经官能症。

（2）伴发热，可见于急性传染病、风湿热、心肌炎、心包炎、感染性心内膜炎等。

（3）伴晕厥或抽搐，见于高度房室传导阻滞、心室颤动或阵发性室性心动过速、病态窦房结综合征。

（4）伴贫血，见于各种原因引起的急性失血，常有虚汗、脉搏微弱、血压下降或休克。慢性贫血，心悸多在劳累后明显。

（5）伴消瘦及出汗，见于甲状腺功能亢进。

（6）伴呼吸困难，见于急性心肌梗死、心肌炎、心包炎、心力衰竭等。

9. 恶心与呕吐

恶心、呕吐是临床常见的症状。恶心为上腹部不适紧迫欲吐的感觉，可伴有迷走神经兴奋的症状，如皮肤苍白、出汗、流涎、血压降低及心动过缓等，常为呕吐的前奏，恶心后随之呕吐，但也可仅有恶心而无呕吐，或仅有呕吐而无恶心。呕吐是胃或部分小肠的内容物经食管、口腔而排出体外的现象。二者皆为复杂的反射动作，可由多种原因引起。

【常规检验项目】

血常规、尿常规、血糖、尿妊娠试验、便常规、肝功能。

【可选检验项目】

血清及尿淀粉酶、肾功能、血清心肌酶谱、乙型肝炎抗原抗体。

【检验结果判定】

（1）白细胞总数及中性粒细胞百分比增高提示可能为各种急慢性炎症。

（2）尿常规检查：尿中出现大量白细胞及红细胞提示可能为肾盂肾炎、肾或输尿管结石等。

（3）尿妊娠试验阳性提示有妊娠的可能。

（4）血糖升高、尿糖及尿酮体阳性提示可能为糖尿病酮症酸中毒。

（5）便常规检查：便中出现大量白细胞及红细胞提示可能为急性胃肠炎；如伴有脓细胞提示可能为细菌性痢疾。

（6）肝功能检查：丙氨酸氨基转移酶（ALT）升高提示可能有各种肝脏损害；如伴有胆红素升高提示可能为肝脏损害伴有胆囊炎、胆石症等。

（7）血清及尿淀粉酶升高提示可能为急性胰腺炎。

（8）肾功能检查：血尿素氮、肌酐均升高提示可能为肾功能不全。

（9）血清心肌酶谱测定：天门冬氨酸氨基转移酶、肌酸磷酸激酶、乳酸脱氢酶升高提示可能为心肌梗死。

（10）乙型肝炎表面抗原阳性提示可能为急性乙肝的潜伏期或乙肝病毒携带者。

【X 线、超声及其他辅助检查】

对于有神经系统症状和体征的患者应进行头颅 CT 或 MRI 的检查。

怀疑患者有食管及胃的疾病时应进行胃镜检查。

对于伴有腹痛考虑胆囊炎、胆石症、胰腺炎、肾结石、急性阑尾炎等消化系统疾病时，应行腹部彩超检查。

怀疑或者考虑心肌梗死、心律失常进行心电图检查，典型的心肌梗死患者心电图表现为病理性 Q 波和 ST 段弓背向上，而心律失常患者则有各种心律失常相应的心电图表现。

【伴随症状】

（1）伴腹泻，多见于急性胃肠炎或细菌性食物中毒、霍乱、副霍乱和各种原因食物中毒。

（2）呕吐大量隔宿食物且常发生在晚间，提示有幽门梗阻、十二指肠淤滞。

（3）呕吐常有粪臭，见于肠梗阻。

（4）伴右上腹痛及发热、寒战或有黄疸者，应考虑胆囊炎、胆石症。

（5）伴眩晕、眼球震颤者，见于前庭器官疾病。

（6）已婚育龄妇女伴停经，且呕吐在早晨者，应注意早孕。

（7）伴高血压、动脉粥样硬化及神经系统症状，多见于短暂性脑缺血发作、小卒中。

10. 厌食

厌食是指食欲减退或消失。主要是中枢神经系统功能失调所致，也可由于局部或全身病变的影响使胃肠张力减退从而影响神经中枢而致厌食。

【常规检验项目】

血常规、尿常规、肝肾功能。

【可选检验项目】

便常规、肝炎病毒检测、甲状腺功能、血气分析、血电解质。

【检验结果判定】

（1）白细胞总数及中性粒细胞百分比增高提示可能为各种感染性疾病。

（2）尿常规检查：尿中可见红细胞及白细胞、尿蛋白阳性提示可能为肾炎或肾功能不全。尿常规出现酮体与营养不良、慢性疾病有关。

（3）便常规检查：便中可见大量红细胞及白细胞提示可能为肠炎或细菌性痢疾。

（4）肝功能和肝炎病毒检查：若出现异常提示可能为各种急慢性肝病。

（5）甲状腺功能检查：血清总三碘甲腺原氨酸、总甲状腺素、游离三碘甲腺原氨酸及游离甲状腺素降低提示可能为甲状腺功能减退。

（6）厌食严重者可出现水、电解质紊乱，酸碱平衡失调等。

【X 线、超声及其他辅助检查】

对于怀疑或者考虑腹部炎症应该加做腹透或腹部 X 线平片和（或）B 超。

对于怀疑或者考虑心血管疾病应该加做心血管造影。

对于怀疑或者考虑甲状腺疾病应该加做甲状腺造影和（或）B 超。

【伴随症状】

（1）伴病理性怕胖，明显消瘦仍自觉过胖，存在过分节食、服用厌食剂或利尿剂、过度运动或诱发呕吐等行为，持续 3 个月以上，无躯体疾病，可考虑神经性厌食。

（2）伴畏寒、乏力、表情淡漠、反应迟钝、动作缓慢、面色苍白，皮肤干粗多皮屑、心悸、记忆力减退、肌力减退等病症，可考虑甲状腺功能减退。

（3）伴黄疸、蜘蛛痣、肝掌，多见于肝硬化。

（4）伴面部和足部水肿、时有恶心、面色发黑、肾功能异常等，可考虑肾衰竭。

11. 吞咽困难

吞咽困难是指吞咽时咽部、胸骨后或剑突部位有疼痛或梗阻感，食物难以下咽。吞咽困难可由咽部疾病、食管疾病、纵隔疾病、心血管疾病、内分泌疾病、结缔组织疾病、神经系统疾病引起。

【常规检验项目】

血常规、血清心肌酶谱、甲状腺功能。

【可选检验项目】

贫血程度、癌胚抗原检测。

【检验结果判定】

（1）白细胞总数及中性粒细胞百分比增高提示可能为咽部、扁桃体及食管炎症。

（2）血清心肌酶谱测定：天门冬氨酸氨基转移酶、肌酸磷酸激酶、乳酸脱氢酶升高提示可能为心肌梗死。

（3）甲状腺功能检查：血清总三碘甲腺原氨酸、总甲状腺素、游离三碘甲腺原氨酸及游离甲状腺素升高提示可能为甲状腺功能亢进。

（4）贫血程度检测：缺铁性贫血者提示食管蹼。

【X 线、超声及其他辅助检查】

怀疑纵隔有占位性病变压迫食管及食管有无异物可做胸部 X 线平片；如怀疑梗阻性或肌蠕动失常性吞咽困难可做食管 X 线钡餐，必要时采用气钡双重造影了解食管黏膜皱襞改变。

内镜及活组织检查可直接观察到食管病变，如食管黏膜充血、水肿、糜烂、溃疡或息肉、癌肿等。

胃镜下行活组织病理检查，对鉴别食管溃疡、良性肿瘤与食管癌有重要意义。

【伴随症状】

（1）伴声嘶，多见于食管癌纵隔浸润、淋巴结肿大、主动脉瘤及肿瘤压迫喉返神经。

（2）伴呛咳，见于脑神经疾病、食管憩室、食管支气管瘘、贲门失弛缓症或重症肌无力。

（3）伴呃逆，多见于膈疝、贲门失弛缓症。

（4）伴吞咽疼痛，见于溃疡。

（5）伴胸骨后疼痛，见于食管炎、食管异物、晚期食管癌、食管溃疡、纵隔炎等。

（6）伴反酸、胃烧灼感，见于胃食管反流病。

（7）伴哮喘和呼吸困难，见于纵隔肿物、大量心包积液压迫食管和大气管。

12. 腹痛

腹痛是临床极其常见的症状，也是促使患者就诊的重要原因。腹痛多数由腹部脏器疾病所引起，但腹腔外疾病及全身性疾病也可引起。病变的性质可为器质性和功能性。临床上一般可将腹痛按起病缓急、病程长短分为急性腹痛和慢性腹痛。

【常规检验项目】

血常规、便常规、尿常规、血清及尿淀粉酶、心肌酶谱。

【可选检验项目】

肾功能、肝功能等。

【检验结果判定】

（1）白细胞总数升高提示可能为急性肠炎、急性肠梗阻、急性胰腺炎等。

（2）白细胞总数及中性粒细胞百分比均升高提示可能为胃及十二指肠穿孔、急性胆道感染、急性阑尾炎等。

（3）红细胞、血红蛋白进行性下降提示可能为肝脾破裂、宫外孕等。

（4）便常规镜检：可见多数白细胞及红细胞提示可能为急性肠炎；如见蛔虫卵提示可能为胆道蛔虫病。

（5）尿常规镜检：可见多数红细胞提示可能为泌尿系结石、肿瘤或外伤。

（6）血清淀粉酶轻度升高提示可能为胃及十二指肠穿孔。

（7）血清及尿淀粉酶明显升高提示可能为急性胰腺炎。

（8）血胆红素升高提示可能为急性胆道感染。

（9）心肌酶谱异常提示急性心肌梗死。

【X 线、超声及其他辅助检查】

对于怀疑或者考虑肺炎，胃、十二指肠急性穿孔时，腹部透视可见膈下游离气体，肠梗阻时可见肠管内充气及液平等。

对于怀疑或者考虑肝、脾、泌尿系疾患和腹腔脓肿等疾病可做 B 型超声检查。

对内出血、腹膜炎、胰性腹腔积液及腹腔脓肿等行诊断性腹腔穿刺具有重要的诊断价值。

对于怀疑心肌梗死患者加做心电图检查。

对于经上述措施诊断仍不能确定，内科治疗不见好转而病情转危的紧急情况下，为挽救患者生命应考虑剖腹探查。

【伴随症状】

（1）急性腹痛伴发热、寒战见于急性胆道感染、胆囊炎、肝脓肿、腹腔脓肿；伴黄疸可能与胆系疾病或胰腺疾病有关；伴休克同时有贫血者可能是腹腔脏器破裂，无贫血者见于胃肠穿孔、绞窄性肠梗阻、肠扭转、急性出血性坏死性胰腺炎；腹腔外疾病如心肌梗死、肺炎也可有腹痛与休克；腹痛伴血尿可能为泌尿系疾病所致。

（2）慢性腹痛伴发热提示炎症、脓肿、结缔组织病、恶性肿瘤（胃癌、结肠癌）；伴呕吐提示食管、胃或胆道疾病（慢性胃炎、慢性胆囊炎）；伴腹泻提示为肠道慢性炎症、吸收不良、胰腺疾病、慢性肝脏疾病；伴消化道出血见于慢性溃疡性结肠炎、克罗恩（克隆）病、肠结核及结肠癌；伴反酸、嗳气提示慢性胃炎或消化道溃疡。

13. 腹泻

腹泻是指排便次数增多，粪质稀薄或带有黏液、脓血或未消化的食物。腹泻可分为急性腹泻和慢性腹泻，超过 2 个月者属慢性腹泻。

【常规检验项目】

血常规、便常规。

【可选检验项目】

肝功能、肾功能、甲状腺功能、血糖等。

【检验结果判定】

（1）白细胞总数升高提示可能为某些肠道感染性疾病。

（2）红细胞总数及血红蛋白值均下降提示可能为某种消化道肿瘤或消化性溃疡。

（3）便常规检查：白细胞数增多提示可能为各种细菌引起的急性或慢性肠炎。

（4）便常规检查：嗜酸性粒细胞增多提示可能为过敏性结肠炎。

（5）便涂片找到虫卵提示可能为寄生虫感染引起的肠道疾病。

（6）有黏液及脓血便提示可能为各种肠道炎症。

（7）肝功能检查：如丙氨酸氨基转移酶及胆红素升高提示可能为各种原因引起的肝、胆疾病。

（8）甲状腺功能检查可排除甲状腺功能亢进性腹泻。

【X 线、超声及其他辅助检查】

患者如果腹泻时间较长或者脱水症状、体征很重，应予胃肠内镜检查，同时进行病理活检，必要时行小肠造影，此检查可以明确患者是否有溃疡或肿块等。

【伴随症状】

（1）伴发热，可见于急性细菌性痢疾、伤寒或副伤寒、肠结核、结肠癌、肠恶性淋巴瘤、病毒性肠炎、败血症。

（2）伴里急后重，见于急性痢疾、直肠癌等。

（3）伴明显消瘦，可见于胃肠道恶性肿瘤、肠结核及吸收不良综合征。

（4）伴皮疹或皮下出血，见于败血症、伤寒或副伤寒、麻疹、过敏性紫癜等。

（5）伴关节肿痛或肿胀，见于红斑狼疮、肠结核。

（6）伴腹部包块，见于胃肠恶性肿瘤、肠结核等。

（7）伴中度失水，见于尿毒症、细菌性食物中毒等。

（8）老年糖尿病患者，晚上发生大便失禁，考虑糖尿病性肠病。

14. 便血

便血是指消化道出血，血液由肛门排出。便血颜色可呈鲜红、暗红或黑色。少量出血不造成粪便颜色改变，需经隐血试验才能确定者，称为隐血。

【常规检验项目】

血常规、便常规、出血时间、凝血时间。

【可选检验项目】

肝功能、肾功能等。

【检验结果判定】

（1）红细胞计数、白细胞总数、血小板计数显著降低，血红蛋白下降提示可能为再生障碍性贫血。

（2）便常规检查：有大量白细胞和红细胞提示可能为细菌性痢疾。

（3）便常规检查：发现血吸虫卵提示可能为血吸虫病。

（4）便常规检查：发现阿米巴原虫提示可能为阿米巴痢疾。

（5）出血时间和凝血时间延长提示可能为凝血功能障碍。

【X 线、超声及其他辅助检查】

腹部超声、CT、MRI、PET-CT、胃/肠镜、小肠镜、胶囊内镜、十二指肠镜等检查可明确消化道病变的部位、性质等。

骨髓穿刺检查，排除血液系统疾病。

直肠指检有助于发现直肠肿瘤。

【伴随症状】

（1）伴发热，可见于传染性疾病或恶性肿瘤，如败血症、流行性出血热、钩端螺旋体病，肠道淋巴瘤、白血病等。

（2）伴里急后重，见于急性痢疾、直肠炎、直肠癌等。

（3）伴腹部肿块，见于肠恶性淋巴瘤、结肠癌、肠结核、肠套叠及克罗恩病（Crohn 病）等。

（4）伴皮肤改变、蜘蛛痣、肝掌及便血，可能与肝硬化门静脉高压有关，皮肤黏膜成簇、细小的毛细血管扩张提示毛细血管扩张症所致。

（5）伴全身出血倾向，可见于急性传染病及血液病，如白血病、血小板减少性紫癜、血友病、重症肝炎等。

（6）伴腹痛，见于细菌性痢疾、溃疡性结肠炎、消化性溃疡、急性出血性坏死性肠炎、肠套叠、肠系膜血栓形成或栓塞、膈疝、胆道出血等。

15. 呕血

呕血是指上消化道疾病或全身性疾病所致的急性上消化道出血，血液经口腔呕出。由鼻腔、口腔、咽喉等部位出血或呼吸道疾病引起的咯血不属呕血，应当注意仔细加以鉴别。

【常规检验项目】

血常规、肝功能。

【可选检验项目】

凝血四项、肾功能、血或尿淀粉酶等。

【检验结果判定】

（1）白细胞总数稍高或正常、血红蛋白及血小板数降低提示可能为肝硬化。

（2）肝功能检查：如丙氨酸氨基转移酶升高、清蛋白与球蛋白比值小于 1 提示可能为肝硬化；如胆红素升高提示可能为肝硬化或胆道出血。

【X 线、超声及其他辅助检查】

如怀疑消化道病变可做纤维食管镜、胃镜、十二指肠镜、纤维直肠镜、结肠镜检查，判断病变部位。

如怀疑肠梗阻和肠穿孔可做腹部平片，对新生儿小肠扭转坏死性肠炎及胎粪性腹膜炎尤为重要。

稀钡餐在非急性出血期造影有一定价值，钡灌肠常有助于肠套叠的诊断。

【伴随症状】

（1）伴上腹痛，中青年多为消化性溃疡，中老年人伴上腹痛并有厌食消瘦警惕胃癌。

（2）伴肝大，血 AFP 阳性多为肝癌；伴脾大，皮肤有蜘蛛痣、肝掌，化验有肝功能障碍，提示门静脉高压，食管静脉曲张破裂；伴黄疸、寒战、发热、右上腹绞痛而呕血，可能为肝胆疾病引起。

（3）伴黄疸、发热及全身皮肤黏膜有出血倾向，见于感染性疾病，如败血病及钩端螺旋体病。

（4）伴皮肤黏膜出血，常与血液疾病及凝血功能障碍有关。

（5）伴头晕、黑蒙、口渴、冷汗提示血容量不足。

16. 黄疸

黄疸是由于血清中胆红素升高致使皮肤、黏膜和巩膜发黄的症状和体征。正常胆红素最高为 17.1μmol/L，其中结合胆红素 3.42μmol/L，非结合胆红素 13.68μmol/L。胆红素在 17.1～34.2μmol/L，临床不易察觉称为隐性黄疸，超过 34.2μmol/L 时出现黄疸。

【常规检验项目】

血常规、尿常规、肝功能。

【可选检验项目】

网织红细胞总数、便常规、血脂、亮氨酸转肽酶（LAP）、5-核苷酸酶（5-NT）、血浆凝血酶原时间、血清结合胆酸（CCA）、血清铁/铜比值（Fe/Cu）、免疫球蛋白、血清脂蛋白 X（LP-X）、抗人球蛋白试验。

【检验结果判定】

（1）红细胞（RBC）、血红蛋白（Hb）含量均降低，网织红细胞总数升高提示可能为各种溶血引起的黄疸。

（2）尿三胆试验：如尿胆红素（UBil）阴性、尿胆原明显升高提示可能为溶血性黄疸；如尿胆红素（UBil）明显升高、尿胆原阴性提示可能为肝细胞性或阻塞性黄疸。

（3）便常规检查：如粪胆素明显增加提示可能为溶血性黄疸；如粪胆素正常或阴性提示可能为肝细胞性或阻塞性黄疸。

（4）血脂测定：阻塞性黄疸胆固醇升高，肝细胞性黄疸胆固醇与三酰甘油均降低。

（5）肝功能检查：如血清未结合胆红素值明显升高、结合胆红素值轻度升高提示可能为各种原因引起的溶血性黄疸；如这两种胆红素值均升高、丙氨酸氨基转移酶升高提示可能为急性肝炎和其他各种肝脏损害引起的黄疸；如结合胆红素值明显升高、未结合胆红素值轻度升高提示可能为肝外胆管阻塞或肝内胆汁淤积引起的阻塞性黄疸。

（6）碱性磷酸酶（ALP）、γ-谷氨酰转移酶（GGT）、亮氨酸转肽酶（LAP）、5-核苷酸酶（5-NT）测定：阻塞性黄疸时各种酶的活性均可能升高。

（7）血浆凝血酶原时间测定：肌内注射维生素 K 能使延长的凝血酶原时间得以纠正时提示可能为阻塞性黄疸，否则可能为肝细胞性黄疸。

（8）血清结合胆酸（CCA）明显升高提示可能为癌性阻塞性黄疸。

（9）血清铁/铜比值（Fe/Cu）：正常值为 $0.8 \sim 1.0$，阻塞性黄疸时 Fe/Cu 为 $0.1 \sim 0.5$，肝细胞性黄疸时 Fe/Cu 为 >1。

（10）免疫球蛋白：肝外型阻塞性黄疸正常，原发性胆汁性肝硬化 IgM 明显升高。

（11）血清脂蛋白 X（LP-X）升高提示可能为阻塞性黄疸。

（12）抗人球蛋白试验阳性提示可能为自身免疫性溶血性贫血引起的黄疸。

【X 线、超声及其他辅助检查】

对怀疑或者考虑肝、胆、脾、胰等病变，可进行彩超检查，直接诊断。

【伴随症状】

（1）伴发热，见于急性胆管炎、肝脓肿、钩端螺旋体病、败血症、大叶性肺炎、病毒性肝炎或急性溶血。

（2）伴上腹痛，见于胆结石、肝脓肿或胆道蛔虫病、病毒性肝炎、原发性肝癌。

（3）伴肝大者，见于病毒性肝炎、急性胆道感染或胆道阻塞、肝癌。

（4）伴胆囊肿大者提示胆总管梗阻，见于胰头癌、壶腹癌、胆总管癌。

（5）伴脾大者，见于病毒性肝炎、钩端螺旋体病、败血病、疟疾、门脉性或胆汁性肝硬化、溶血性贫血及淋巴瘤。

（6）伴消化道出血，见于肝硬化、重症肝炎、壶腹癌。

（7）伴腹腔积液，见于重症肝炎、肝硬化失代偿期、肝癌等。

17. 消化不良

消化不良是指慢性上腹疼痛或不适，伴随各种上消化道症状如腹胀、早饱、恶心、呕吐、反酸、嗳气、胃灼热等临床症状的组合。与消化道症状不同的是，它既非单一症状，亦非独立病种，而是泛指上腹部症状的组合——症候群。

【可选检验项目】

血常规、便常规、肝功能、乙型肝炎抗原抗体、血清及尿淀粉酶、甲状腺功能、血糖、癌胚抗原检测等。

【检验结果判定】

（1）白细胞总数及中性粒细胞百分比升高提示可能为急性或慢性胃肠炎。

（2）便常规检查：有大量白细胞和红细胞提示可能为肠炎或细菌性痢疾。

（3）肝功能和乙型肝炎抗原抗体检查：若出现异常提示可能为各种肝胆疾病如急性和慢性肝炎、肝硬化等。

（4）血清及尿淀粉酶测定：二者均升高提示可能为急性胰腺炎。

【X 线、超声及其他辅助检查】

怀疑或者考虑胃肠道有淤张部位，加做 X 线腹部平片检查。

怀疑或考虑胃肠道运动功能障碍，有无梗阻，梗阻的原因和程度可做全消化道造影。

怀疑或考虑有腹腔积液及腹腔内囊性或实性占位病变可做腹部 B 超。为进一步明确，可做 CT 检查。

如有腹腔积液存在，应考虑进行腹腔穿刺，抽取腹腔积液，注意腹腔积液的性状，并做常规检查。

【伴随症状】

患者多有上腹隐痛或钝痛，或上腹不适，包括饱胀、压抑、阻塞或窘迫等不同感觉。

（1）伴进食后疼痛缓解，提示多存在高酸分泌，见于消化性溃疡或溃疡性消化不良。

（2）伴进食后疼痛加重，提示消化系统的内分泌功能、运动功能减退，可见于萎缩性胃炎、胃癌或动力障碍性消化不良。

（3）伴进肉食、油腻后疼痛加重，见于肝胆胰疾病。

（4）伴贫血、黄疸、吞咽困难、吞咽疼痛、呕血、黑便、上腹肿块及明显的食欲下降与体重下降，应重点考虑各种器质性疾病引起的消化不良，及时安排检查，进一步分清良性或恶性病变、胃肠或肝胆胰受累等。

（5）若无上述伴随警示症状，则可能属于功能性消化不良。

18. 腹腔积液

在正常情况下人体的腹腔仅有少量液体，主要起润滑作用，其产生和吸收经常处于动态平衡，任何病理原因加速其产生或减少其吸收时就会出现积液，发生在腹腔的称腹腔积液。

【常规检验项目】

血常规、便隐血、腹腔积液检查。

【可选检验项目】

肝炎病毒、血清及尿淀粉酶、癌胚抗原检测等。

【检验结果判定】

（1）白细胞总数显著增多、中性粒细胞百分比增高提示可能有腹腔积液感染。

（2）便隐血试验阳性提示可能为肝硬化、肝癌、尿毒症等。

（3）腹腔积液检查

1）血性腹腔积液：腹腔积液呈不同程度的洗肉水样或镜检有大量红细胞提示可能为结核性腹膜炎、出血坏死性胰腺炎、重症肝炎、急性门静脉血栓形成、肝癌破裂、异位妊娠或卵巢滤泡破裂等。

2）乳糜性腹腔积液：如腹腔积液外观呈白色或乳状、比重 1.012～1.018、蛋白含量>40g/L、以清蛋白为主、三酰甘油高于血浆水平提示可能为腹腔肿瘤、淋巴管阻塞性疾病及外伤等；如腹腔积液外观呈黄色或混浊、比重<1.012、蛋白含量为 1～30g/L、以球蛋白为主、三酰甘油低于血浆水平提示可能为慢性腹腔感染、门静脉肝硬化等。

3）胆汁性腹腔积液：外观呈胆汁样提示可能为胆囊结石穿孔。

4）胰源性腹腔积液：外观混浊、淀粉酶与脂肪酶均高于血清水平提示可能为急性胰腺炎合并腹膜炎、慢性胰腺炎或胰腺囊肿、胰腺癌等。

5）癌性腹腔积液：多呈血性，红细胞在 $5\times10^9/L$ 以上，蛋白含量较高，腹腔积液清蛋白/血清清蛋白≥0.462，腹腔积液乳酸脱氢酶高于血清乳酸脱氢酶，腹腔积液葡萄糖含量降低，腹腔积液葡萄糖/血清葡萄糖<1.0，腹腔积液癌胚抗原升高，腹腔积液甲胎蛋白阳性，提示可能为门静脉或肝静脉癌栓阻塞、肿瘤压迫下腔静脉阻塞、腹膜转移癌、胰腺癌、肾癌等。

6）漏出液：外观清澈透明、静置不凝固、淡黄色，比重<1.018，蛋白含量<25g/L，细胞计数常少于 $0.25\times10^9/L$，主要为间皮细胞及少量淋巴细胞，腹腔积液中电解质、葡萄糖、尿酸、尿素氮浓度与血浆中水平接近，提示可能为肝硬化、充血性心力衰竭、肾病综合征及营养不良等。

7）渗出液：外观多呈草黄色、稍混浊或呈脓性、静置可凝固，比重>1.018，蛋白含量>25g/L，细胞计数>$0.5\times10^9/L$，提示可能为结核性腹膜炎、原发性腹膜炎、内脏穿孔合并腹膜炎、肿瘤合并腹膜转移等。

【X线、超声及其他辅助检查】

如怀疑腹腔恶性肿瘤其他部位的肿瘤腹膜转移、腹腔恶性淋巴瘤、腹膜间皮瘤等均可引起腹腔积液，可做超声、CT、内镜、腹腔镜等检查。

若原发肿瘤表现不明显，腹腔积液的细胞学检查则具有重要的意义。

如怀疑腹腔脏器有感染性疾病，如炎症、结核、脓肿等，良、恶性肿瘤，转移性肿瘤等，畸形、结石、梗阻、穿孔、积液等，可进行腹部 CT 检查。

【伴随症状】

（1）伴肝区胀痛不适、蜘蛛痣、腹壁静脉曲张、肝脾大，见于肝硬化。

（2）伴有心悸、气急、咳嗽、咯血、全身性水肿等，多见于充血性心力衰竭。

（3）伴发热、乏力、食欲减退、全腹不适或疼痛等症状，可见于结核性腹膜炎患者。

19. 血尿

正常尿液中无红细胞或偶见个别红细胞，如离心沉淀后的尿液，镜检下每高倍视野有红细胞 3 个以上即为血尿。血尿轻症者尿色正常，需经显微镜检查方能确定称显微镜血尿；出血量多者尿色常呈洗肉水样、浓茶色或红色，称肉眼血尿。

【常规检验项目】

尿常规。

【可选检验项目】

24 小时尿蛋白定量、血常规、血沉、肾功能、内生肌酐清除率、血清酸性磷酸酶。

【检验结果判定】

（1）白细胞总数及中性粒细胞百分比升高提示可能有感染。

（2）白细胞总数明显升高、白细胞分类计数出现幼稚细胞、血红蛋白下降提示可能为血液系统疾病；如血小板数减少提示可能为血小板减少性紫癜或流行性出血热。

（3）血沉增快提示可能为结核或肿瘤。

（4）肾功能检查：血尿素氮升高、血肌酐升高、内生肌酐清除率下降提示可能为氮质血症或尿毒症。

（5）尿常规检查：尿中红细胞数及白细胞数均升高并伴有脓细胞提示可能为泌尿系感染、肾结核、肾栓塞、肾盂肾炎、肾结石等。

（6）尿常规检查：尿中红细胞数明显增多提示可能为泌尿系结石、肿瘤或外伤。尿中红细胞数及白细胞数增加同时伴有蛋白、管型提示可能为肾小球疾病。

（7）血清酸性磷酸酶升高提示可能为前列腺癌。

【X 线、超声及其他辅助检查】

如怀疑肾盏、肾盂、输尿管上段及下段和膀胱的结石，肾及结石近侧输尿管扩张或积水，尿路畸形、异物、膀胱出口梗阻、肾结核破坏可做 B 超检查。

如怀疑泌尿系肿瘤、肾血管畸形、动脉瘤、动静脉瘘、肾梗死等可做 CT 或 MRI。

如肾实质肿瘤体积较小（直径<3cm）难以确定其良、恶性时，可做肾动脉造影以了解肿瘤内血管的病理改变。

如怀疑肾盂、输尿管、膀胱肿瘤，应做膀胱镜检查，必要时行患侧逆行插管造影，同时收集患侧肾盂尿液行细胞学检查。影像学检查未发现明显异常或疑有肿瘤（如膀胱镜发现一侧输尿管口喷血），可行输尿管（肾）镜检查。输尿管结石在逆行插管时，常在结石部位受阻，可拍 X 线平片或双曝光片，以便于发现结石。阴性结石可行双重对比造影。一般不需行 CT 检查。逆行肾盂造影在尿路感染时不常规应用。

怀疑膀胱破裂者应行腹腔穿刺。

【伴随症状】

（1）伴肾绞痛，见于肾结石、输尿管结石。

（2）伴排尿时痛、尿流中断，见于膀胱结石或尿道结石。

（3）伴尿流细和排尿困难，见于前列腺炎、前列腺癌。

（4）伴尿频、尿急、尿痛，见于膀胱炎和尿道炎，同时伴高热、寒战考虑为肾盂肾炎。

（5）伴水肿、高血压、蛋白尿，见于肾小球肾炎、高血压肾病。

（6）伴肾肿块，可见于肿瘤、先天性多囊肾。

（7）伴皮肤黏膜出血，见于血液病、感染性疾病及其他全身性疾病。

（8）合并乳糜尿，考虑为丝虫病。

20. 消瘦

消瘦是指各种原因造成体重低于正常低限的一种状态。通常认为，体重低于标准体重的10%可诊断为消瘦，也有人主张体重低于标准体重的10%为低体重，低于标准体重的20%为消瘦。临床上常见于营养不良、慢性感染及恶性肿瘤等。

【可选检验项目】

血常规、尿常规、便常规、便隐血、痰涂片、肾功能、肝功能、甲状腺功能、血糖。

【检验结果判定】

（1）红细胞计数及血红蛋白降低提示可能为各种贫血性疾病或营养不良。

（2）尿常规检查：尿中可见红细胞、白细胞及尿蛋白阳性提示可能为肾炎或肾功能不全。

（3）便常规检查：便中可见红细胞、白细胞增多提示可能为慢性肠炎。

（4）便隐血阳性提示可能为消化道溃疡或肿瘤。

（5）痰涂片找到结核杆菌提示为肺结核。

（6）血糖升高提示可能为糖尿病或其他内分泌系统疾病。

（7）肝功能检查：如丙氨酸氨基转移酶升高、清蛋白与球蛋白比值小于 1 提示可能肝功能受损。

（8）甲状腺功能检查：血清总三碘甲腺原氨酸、总甲状腺素、游离三碘甲腺原氨酸及游离甲状腺素测定均升高提示可能为甲状腺功能亢进（甲亢）。

【X 线、超声及其他辅助检查】

如怀疑有甲亢、肝病、肺结核等可做甲状腺超声检查、腹部超声检查和 X 线胸片检查。

【伴随症状】

（1）伴吞咽困难，见于口、咽或食管疾病。

（2）伴上腹部不适、疼痛，考虑慢性胃炎、胃溃疡、胃癌及胆囊、胰腺疾病；伴上腹痛、呕血，见于胃溃疡、胃癌。

（3）伴下腹部不适、疼痛，见于慢性肠炎、慢性痢疾、肠结核及肠肿瘤等。

（4）伴黄疸，见于肝、胆、胰疾病。

（5）伴腹泻，见于慢性肠炎、慢性痢疾、肠结核、短肠综合征、倾倒综合征、乳糖酶缺乏症等；伴便血，见于炎症性肠病、肝硬化、胃癌等。

（6）伴发热，见于慢性感染、肺结核及肺肿瘤；伴咯血，见于肺结核、肺癌。

（7）伴多尿、多食、多饮，见于糖尿病。

（8）伴畏寒、心悸、颤动，常见于甲状腺功能亢进。

（9）伴皮肤黏膜色素沉着、低血压，见于肾上腺皮质功能减退。

（10）伴情绪低落、自卑、食欲缺乏，常见于抑郁症。

21. 肥胖

体内脂肪过多积聚，体重超过正常标准的20%时即称为肥胖。肥胖分为单纯性和继发性肥胖。

【可选检验项目】

血常规、血糖、血胰岛素、C肽、甲状腺功能、尿17-羟类固醇、尿17-酮类固醇。

【检验结果判定】

（1）嗜酸性粒细胞计数减少提示可能为库欣综合征。

（2）血糖明显降低、血胰岛素、C肽测定值明显升高提示可能为胰岛B细胞瘤。

（3）甲状腺功能检查：血清总三碘甲腺原氨酸、总甲状腺素下降提示可能为甲状腺功能减退。

（4）尿17-羟类固醇、17-酮类固醇升高提示可能为皮质醇增多症。

【伴随症状】

（1）伴家族史或营养过度，见于单纯性肥胖。

（2）伴溢乳、闭经者，见于垂体性肥胖。

（3）伴饮水、进食、睡眠及智力精神异常，可见于下丘脑性肥胖。

（4）伴满月脸、多血质外貌的向心性肥胖，可见于库欣综合征。

（5）伴食欲波动、血压易变、性功能减退及尿崩症，可见于间脑性肥胖。

（6）伴颜面、下肢黏液性水肿，可见于甲状腺功能减退。

（7）伴性功能丧失、闭经不育，可见于肥胖型生殖无能力症、双侧多囊卵巢综合征。

22. 闭经

女孩年满 18 岁尚无月经来潮者为原发性闭经。曾有月经来潮后停经 6 个月以上者为继发性闭经，停经 6 个月以内者为月经稀发。下生殖道畸形（处女膜闭锁、阴道横隔）引起经血不能流出可造成隐经。

【常规检验项目】

血雌激素、血卵泡刺激素、血黄体生成素、甲状腺功能。

【检验结果判定】

（1）孕激素试验：黄体酮 20mg，肌内注射，每日 1 次，共 3~5 天。停药 2 周内有撤退性出血者为阳性，提示体内雌激素达一定水平，为 I 度闭经；无撤退性出血者为阴性，提示体内雌激素水平过低，或下生殖道、子宫异常。

（2）雌激素试验：用于孕激素试验阴性者。己烯雌酚 1mg/d 或倍美力 2.5mg/d，连用 21 天，随后肌内注射黄体酮 20mg，每日 1 次，共 3~5 天，停药 2 周内有撤退性出血者为阳性，提示体内雌激素水平低下，为 II 度闭经；无撤退性出血者为阴性，可确诊为子宫性闭经。

（3）垂体兴奋试验：用于血清促性腺激素水平正常或降低的闭经患者，以鉴别原因在于垂体或者下丘脑。采用国产 GnRH（戈那瑞林）25μg 溶于 2ml 生理盐水中静脉推注，在注入前与注入后 15 分钟、30 分钟、45 分钟、60 分钟、120 分钟分别取血测定黄体生成素（LH）、促卵泡激素（FSH），若 LH 反应峰值较基础值上升 2 倍以上，FSH 反应峰值上升 1.5 倍以上，为正常反应，提示垂体功能正常，病变在下丘脑；反之提示垂体功能低下。目前主张本试验仅在闭经患者准备用 GnRH 脉冲治疗促排卵前才有必要施行。

（4）血雌激素、卵泡刺激素及黄体生成素测定：均降低提示可能为垂体或下丘脑性闭经；雌激素测定值降低、卵泡刺激素测定值及黄体生成素测定值升高提示可能为卵巢性闭经。

（5）甲状腺功能检查：血清总三碘甲腺原氨酸、总甲状腺素、游离三碘甲腺原氨酸及游离甲状腺素测定均升高提示可能为甲状腺功能亢进引起的闭经；以上各值均降低提示可能为甲状腺功能减退引起的闭经。

【X 线、超声及其他辅助检查】

卵巢功能检查：基础体温测定、血孕酮水平测定了解有无排卵。

子宫及子宫内膜检查：经腹或经阴道 B 超检查已广泛应用于了解卵巢发育及内膜厚度。

疑有垂体肿瘤时，应做蝶鞍 X 线摄片，阴性时需再做 CT 或 MRI 检查。

怀疑子宫畸形、多囊卵巢、肾上腺皮质增生或肿瘤，可做 B 超检查，也可动态监测卵泡发育及排卵情况。

【伴随症状】

（1）伴消瘦、乏力、畏寒、苍白、产后无乳汁分泌，无性欲，无卵泡发育，生殖道萎缩，有产后大出血或垂体手术的病史，考虑垂体性闭经。

（2）伴卵泡存在但不发育，不同程度的第二性征发育障碍，有节食、精神紧张、剧烈运动及不规律生活史或体型偏瘦，考虑中枢和下丘脑性闭经。

（3）伴卵巢疾病为卵巢性闭经。

（4）伴子宫畸形或创伤性宫腔粘连为子宫性闭经。

23. 多尿

24 小时尿量大于 2.5L 称为多尿。生理性多尿可见于饮水过多、精神紧张、失眠等；病理性多尿可见于糖尿病、尿崩症、肾脏疾病等。

【可选检验项目】

尿常规、血糖、血电解质、血管升压素。

【检验结果判定】

（1）尿常规检查：尿比重降低提示可能为尿崩症引起的多尿。

（2）尿糖及血糖测定：尿糖阳性、血糖升高提示可能为糖尿病引起的多尿。

（3）血电解质测定：血钙增高提示可能为甲状旁腺功能亢进引起的多尿；血钾降低提示可能为低血钾疾病引起的多尿。

（4）血管升压素测定：血管升压素降低提示可能为尿崩症性多尿。

【伴随症状】

（1）伴烦渴、多饮、排低比重尿，见于尿崩症。

（2）伴多饮多食及消瘦，见于糖尿病。

（3）伴有高血压、低血钾、周期性麻痹，见于原发性醛固酮增多症。

（4）伴肾脏疾病，见于慢性肾炎、慢性肾盂肾炎、肾小球硬化症、肾小管性酸中毒。

（5）出现在肾功能不全少尿之后，可见于急性肾小管坏死恢复期。

（6）伴酸中毒、骨痛和肌麻痹，见于肾小管性酸中毒。

（7）伴神经症状，可能为精神性多饮。

24. 鼻出血

鼻出血是指血液从鼻腔内流出，可由鼻部疾病引起，也可能由全身其他疾病所引起。

【可选检验项目】

血常规、肝功能、肾功能。

【检验结果判定】

（1）白细胞总数明显升高、血涂片可见幼稚细胞提示可能为血液系统疾病引起的鼻出血。

（2）白细胞总数、红细胞计数及血小板计数均下降提示可能为再生障碍性贫血引起的鼻出血。

（3）血小板计数明显降低提示可能为血小板减少性紫癜引起的鼻出血。

（4）肝功能检查：丙氨酸氨基转移酶（ALT）、清蛋白与球蛋白比值倒置提示可能为肝病引起的鼻出血。

（5）肾功能检查：血尿素氮及肌酐均升高提示可能为慢性肾功能不全或尿毒症引起的鼻出血。

【X线、超声及其他辅助检查】

怀疑患者有鼻腔、鼻窦肿瘤，怀疑为血管瘤或鼻咽部血管纤维瘤时，应在采取充填止血措施的同时，及时进行鼻和鼻咽部冠状位加轴位的CT检查。

对鼻道有脓血性分泌物，怀疑其鼻腔、鼻窦、鼻咽部生长有肿瘤的患者，需行CT扫描做进一步检查。

对于突发的从鼻腔、口腔同时喷出大量动脉血的患者，应在严密监控下进行颈动脉造影，并做好紧急栓塞的准备。

纤维鼻咽镜或鼻内镜检查有助于判断鼻腔后部、后鼻孔及鼻咽部的出血位置，及时予以处理。

【伴随症状】

（1）单侧出血见于外伤、鼻腔感染、局部血管损伤、鼻腔肿瘤、鼻中隔偏曲。

（2）双侧出血由全身性疾病引起，发热性传染病、血液系统疾病、高血压、肝脾疾患、维生素C或维生素K缺乏。

【注意事项】

无论何种原因导致的鼻出血，有条件者应在内镜引导下仔细寻找出血点。对于常规方法不奏效的鼻出血，应特别关注鼻顶（如嗅裂）、蝶腭动脉途径区域（如蝶窦开口前下）等的出血。

25. 贫血

贫血指在一定容积的循环血液内红细胞计数、血红蛋白量以及血细胞比容均低于正常标准者。其中以血红蛋白最为重要，成年男性低于120g/L（12.0g/dl），成年女性低于110g/L（11.0g/dl）一般可认为贫血。贫血的分类方法有多种，目前常用的有3种：①根据红细胞的形态分为正红细胞性、大细胞性及小细胞低色素性贫血；②根据病因和发病机制分为红细胞生成不足、红细胞破坏过多及红细胞丧失过多所致的贫血；③根据骨髓增生情况分为增生性贫血和增生不良性贫血。

【常规检验项目】

网织红细胞总数、血常规、血涂片、尿常规及尿隐血、便常规及便隐血，血清铁、铁蛋白及总铁结合力，肾功能、抗人球蛋白试验、血清总三碘甲腺原氨酸（TT_3）、血清总甲状腺素（TT_4）。

【检验结果判定】

（1）网织红细胞总数：降低提示可能为再生障碍性贫血。

（2）平均红细胞容积（MCV）、平均红细胞血红蛋白量（MCH）及平均红细胞血红蛋白浓度（MCHC）的测定：平均红细胞容积、平均红细胞血红蛋白量增高提示可能为巨幼细胞性贫血；平均红细胞容积、平均红细胞血红蛋白量及平均红细胞血红蛋白浓度均正常提示可能为急性失血性贫血、溶血性贫血及再生障碍性贫血等；平均红细胞容积及平均红细胞血红蛋白量降低提示可能为慢性炎症性贫血、肾性贫血；平均红细胞容积、平均红细胞血红蛋白量及平均红细胞血红蛋白浓度均降低提示可能为缺铁性贫血、铁幼粒细胞性贫血、珠蛋白生成障碍性贫血及慢性失血性贫血。

（3）血涂片检查：如查到球形红细胞提示可能为溶血性贫血；查到靶形红细胞提示可能为地中海贫血、溶血性贫血及缺铁性贫血等；见到红细胞大小不均提示可能为巨幼细胞性贫血；查到嗜多色性红细胞提示可能为各种增生性贫血特别是急性溶血性贫血；查到嗜碱性点彩红细胞提示可能为铅中毒及巨幼细胞性贫血；查到卡-波环提示可能为严重贫血、溶血性贫血、巨幼细胞性贫血、铅中毒及白血病；查到豪焦小体（Howell-Jolly body）提示可能为溶血性贫血、巨幼细胞性贫血及其他增生性贫血。

（4）尿隐血试验阳性提示可能为阵发性睡眠性血红蛋白尿引起的贫血。

（5）便隐血试验阳性提示可能为失血引起的贫血。

（6）血清铁、铁蛋白及总铁结合力测定：血清铁及铁蛋白降低、总铁结合力增高提示可能为缺铁性贫血。

（7）肾功能检查：血尿素氮及肌酐升高提示可能为肾功能不全或尿毒症引起的贫血。

（8）抗人球蛋白试验阳性提示可能为自身免疫性溶血性贫血。

（9）血清总三碘甲腺原氨酸（TT_3）、总甲状腺素（TT_4）测定：均降低提示可能为甲状腺功能低下引起的贫血。

【伴随症状】

（1）伴头发失去光泽、变脆，同时有反甲、舌炎、吞咽困难和异嗜癖，见于缺铁性贫血；若合并营养不良可伴有消瘦、皮肤弹性差等；若由消化道疾病引起的缺铁性贫血，可合并消化道症状。

（2）伴消化道症状如食欲减退、腹胀、腹泻及舌炎，以舌炎最为突出，呈"牛肉样"舌，见于维生素 B_{12} 及叶酸缺乏引起的贫血；伴脊髓侧索及后索联合变性，表现为末梢神经炎，行走困难，触觉、位置觉及震颤感觉减退或消失，见于维生素 B_{12} 缺乏引起的贫血；伴情感改变见于叶酸缺乏引起的贫血。

（3）伴出血倾向和感染，出血部位广泛，常有深部出血，如便血、血尿和颅内出血等，见于再生障碍性贫血。

（4）伴皮肤黏膜黄疸见于溶血性贫血；急性溶血伴腰背及四肢酸痛、头痛、呕吐、寒战和高热，甚至出现周围循环衰竭或急性肾衰竭；慢性溶血同时伴有肝脾大和胆色素性胆结石。

（5）伴全身或局部淋巴结肿大、发热，见于淋巴瘤、急性淋巴细胞性白血病、恶性组织细胞增多症所引起的贫血。

26. 淋巴结肿大

某些细菌感染、肿瘤、结缔组织病等原因引起分布在颌下、颈下、腋下及腹股沟等处的浅表淋巴结明显肿大并有不同程度的压痛称为淋巴结肿大。

【常规检验项目】

血常规、便隐血、嗜异性凝集试验、布鲁菌凝集试验、血清补体、结核菌素试验。

【检验结果判定】

（1）白细胞总数及中性粒细胞百分比增高提示可能为各种细菌感染引起的淋巴结肿大。

（2）红细胞总数及血红蛋白降低提示可能为恶性组织细胞病引起的淋巴结肿大。

（3）血涂片出现原始或幼稚白细胞提示可能为白血病引起的淋巴结肿大；出现异型淋巴细胞提示可能为传染性单核细胞增多症引起的淋巴结肿大。

（4）嗜酸性粒细胞百分比增高提示可能为变态反应引起的淋巴结肿大。

（5）便隐血试验阳性提示可能为消化道肿瘤淋巴结转移。

（6）嗜异性凝集试验阳性提示可能为传染性单核细胞增多症引起的淋巴结肿大。

（7）布鲁菌凝集试验阳性提示可能为布鲁菌病引起的淋巴结肿大。

（8）补体测定：C3、C4 均升高提示可能为各种传染病、急性炎症引起的淋巴结肿大。

（9）结核菌素试验阳性提示可能为结核病引起的淋巴结肿大。

【X 线、超声及其他辅助检查】

怀疑有肿瘤转移可行淋巴结穿刺及活体组织检查。

【伴随症状】

伴发热，见于化脓性扁桃体炎、牙龈炎、淋巴结结核、传染性单核细胞增多症、淋巴瘤、急慢性白血病、系统性红斑狼疮等。

27. 关节痛

关节痛可分为急性和慢性。急性关节痛常伴有关节周围急性炎症，慢性关节痛常可伴有关节囊增殖与肥厚、软骨破坏、关节腔变窄以及骨质增生致出现关节肿胀、变形和运动受限，并可继发骨质疏松、肌肉萎缩，晚期出现关节周围组织及软骨纤维化甚至骨化，软骨完全破坏使相对的骨端融合而出现关节强直与功能丧失。

【常规检验项目】

血常规、尿常规、血沉、抗链球菌溶血素 O 试验、类风湿因子、24 小时尿尿酸、血尿酸、乳酸脱氢酶（LDH）、肌酸磷酸激酶（CPK）、免疫球蛋白。

【检验结果判定】

（1）白细胞总数增高提示可能为某些感染及类风湿性关节病。

（2）尿常规检查：尿蛋白阳性、镜检尿中红细胞及白细胞增多提示可能为系统性红斑狼疮等。

(3) 血沉测定：血沉增快提示可能为风湿热、骨关节结核、结缔组织病等。

(4) 抗链球菌溶血素 O 试验：阳性提示可能为风湿热、结节性红斑狼疮等。

(5) 类风湿因子测定：阳性提示为类风湿关节炎、硬皮病等。

(6) 24 小时尿尿酸及血尿酸测定：升高提示可能为痛风。

(7) 乳酸脱氢酶（LDH）、肌酸磷酸激酶（CPK）测定：升高提示可能为多发性肌炎。

(8) 免疫球蛋白测定：IgA、IgG、IgM 升高提示可能为结缔组织病。

【X 线、超声及其他辅助检查】

对关节部位怀疑骨肿瘤，骨质破坏畸形、关节渗液肿胀可做患处 X 线平片、CT 及 MRI 检查。

【伴随症状】

(1) 伴外伤史，见于外伤性关节炎。

(2) 伴发热、局部单关节红肿热痛，见于化脓性关节炎。

(3) 伴低热、盗汗、消瘦，有结核病史，见于结核性关节炎。

(4) 伴发热、皮疹、肌痛、肾损害者，见于系统性红斑狼疮。

(5) 以腕掌指对称性表现为主或伴有关节畸形，见于类风湿关节炎。

(6) 关节痛发生于青少年，伴心肌炎、环形红斑、舞蹈病等，见于风湿热。

(7) 发生于老年的关节痛常见于骨性关节炎、骨质疏松。

(8) 发作性关节痛伴血尿酸增高，见于痛风。

(9) 伴皮肤紫癜，腹痛、腹泻，见于关节受累型过敏性紫癜。

28. 头痛

头痛是指额、顶、颞及枕部的疼痛。可见于多种疾病，大部分无特殊意义，例如全身感染发热性疾病往往伴有头痛。精神紧张、过度疲劳也可有头痛。但反复发作或持续的头痛可能是某些器质性疾病的信号，应认真检查、明确诊断、及时治疗。

【常规检验项目】

血常规、血脂。

【检验结果判定】

(1) 白细胞总数升高提示可能为上呼吸道细菌感染。

(2) 白细胞总数显著升高及中性粒细胞百分比升高提示可能为流行性乙型脑炎。

(3) 血脂升高提示可能为高血压。

【X 线、超声及其他辅助检查】

根据具体情况做脑电图、脑超声、放射性核素脑扫描、脑血管造影等检查。怀疑血管病变（如血管畸形、脑动脉瘤）及占位性病变（脑良、恶性肿瘤）可做 CT 扫描、磁共振成像（MRI）检查。MRI 对脑血管病变的诊断较 CT 佳。经颅多普勒超声波检查（TCD）对诊断脑血管疾病及脑内血循环情况具有重要的意义。

【伴随症状】

（1）伴剧烈呕吐者，提示为颅内高压。

（2）伴眩晕，见于小脑肿瘤、椎-基底动脉供血不足。

（3）伴发热，见于全身性感染性疾病或颅内感染。

（4）慢性进行性头痛伴精神症状，应注意颅内肿瘤。

（5）慢性头痛突然加剧并有意识障碍，提示可能发生脑疝。

（6）头痛伴视力障碍，可见于青光眼或脑瘤。

（7）伴脑膜刺激征者，提示有脑膜炎或蛛网膜下隙出血。

（8）伴癫痫发作，可见于脑血管畸形、脑内寄生虫病或脑肿瘤。

（9）伴神经功能紊乱，可能是神经性头痛。

29. 惊厥

惊厥是小儿常见的急诊，尤多见于婴幼儿。由多种原因使脑神经功能紊乱所致。表现为突然的全身或局部肌群呈强直性和阵挛性抽搐，常伴有意识障碍。惊厥频繁发作或持续状态能危及生命或使患儿遗留严重的后遗症影响小儿智力发育和健康。

【可选检验项目】

血常规、尿三氯化铁试验、血糖、血钙。

【检验结果判定】

（1）白细胞显著增多、中性粒细胞百分比增高提示可能为细菌性感染。

（2）白细胞分类计数（DC）检查中原始幼稚细胞增多提示可能为脑膜白血病。

（3）尿三氯化铁试验阳性提示可能为苯丙酮尿症。

（4）血糖降低提示可能为低血糖症。

（5）血钙降低提示可能为低钙血症。

【X线、超声及其他辅助检查】

如怀疑颅内出血、占位性病变和颅脑畸形者，可选做气脑造影、脑血管造影、头颅 CT、头颅 MRI 等检查。

如怀疑心源性惊厥者可选做心电图；疑有婴儿痉挛症及其他类型癫痫或脑占位性病变可做脑电图。脑电图对癫痫的诊断有重要价值，但脑电图阴性也不能排除癫痫的诊断。

【伴随症状】

（1）伴发热，多见于小儿急性感染、胃肠道功能紊乱、重度失水。

（2）伴高血压，见于高血压、肾炎、子痫、铅中毒。

（3）伴脑膜刺激征，见于脑膜炎、脑膜脑炎、假性脑膜炎、蛛网膜下隙出血。

（4）伴瞳孔扩大和舌咬伤，可见于癫痫大发作而不见于癔病性惊厥。

（5）惊厥发作前剧烈头痛，可见于高血压、急性感染、蛛网膜下隙出血、颅脑外伤、颅内占位性病变。

（6）伴意识丧失者，见于癫痫大发作、重症颅脑疾病等。

30. 昏迷

昏迷即意识丧失，是脑功能的严重障碍引起高级神经中枢的极度抑制状态。表现为意识丧失，运动、感觉及反射障碍，对外界刺激的反应消失。病变多波及双侧大脑半球或脑干。

【常规检验项目】

血常规、尿常规、血糖、血气分析。

【检验结果判定】

（1）白细胞显著增多、中性粒细胞百分比增高常提示可能有中枢神经系统感染。

（2）血糖增高、尿酮体试验阳性常提示可能有内分泌系统疾患。

（3）血糖低于 1.96mmol/L 提示可能有中枢神经系统功能障碍。

（4）血糖超过 33.6mmol/L、尿糖强阳性、尿酮体阴性或弱阳性、血尿素氮（BUN）和血肌酐（Cr）显著升高提示可能为高渗性非酮症高血糖。

【X 线、超声及其他辅助检查】

考虑颅内疾病（神经系统疾病）的首先进行颅脑 CT 检查，有条件的还可以进行颅脑 MRI 检查；其中考虑脑膜炎的要加做脑脊液检查；考虑癫痫的要加做脑电图检查。

【伴随症状】

（1）先发热后昏迷，见于重症感染性疾病，先昏迷后发热，见于脑出血、蛛网膜下隙出血、巴比妥类药物中毒。

（2）昏迷伴呼吸缓慢，见于吗啡中毒、巴比妥类药物中毒、有机磷农药中毒、银环蛇咬伤。

（3）昏迷伴瞳孔散大，见于颠茄类、酒精、氰化物等中毒及癫痫、低血糖状态。

（4）昏迷伴瞳孔缩小，见于吗啡、巴比妥类、有机磷农药中毒。

（5）昏迷伴高血压，见于高血压脑病、脑血管意外、肾炎等。

第三部分

常用辅助检查结果分析

1. 典型心电图

适应证	经常感到胸闷、心悸、头晕、视物模糊、心前区不适或疼痛等症状时，应做心电图检查。作为心血管健康体检和各种心肌心脏疾病诊断的重要检查。
临床应用	心电图主要反映心脏激动的电学活动，因此对各种心律失常和传导阻滞的诊断分析具有肯定价值。 特征性的心电图改变和演变是诊断心肌梗死的可靠实用方法。 心肌受损，供血不足，药物和电解质紊乱都可引起一定的心电图变化，有助诊断。意义如下。 1. P 波：P 波的振幅和宽度超过正常范围常表示心房肥大。P 波在 aVR 导联直立，Ⅱ、Ⅲ、aVF 导联倒置者称为逆行 P 波，常见于房室交界性心律，这是一种异位心律。 2. PR 间期：年龄越大或心率越慢，其 PR 间期越长。PR 间期延长常表示激动通过房室交界区的时间延长，说明有房室传导障碍，常见于房室传导阻滞等。 3. QRS 波群：代表两心室除极和最早期复极过程的电位和时间变化。QRS 波群时间或室壁激动时间延长常见于心室肥大或心室内传导阻滞等。超过正常值，可能为右室肥大。如果 6 个肢体导联每个 QRS 波群电压（R+S 或 Q+R 的算术和）均小于 0.5mV 或每个心前导联 QRS 电压的算术和均不超过 0.8mV 称为低电压，见于肺气肿、心包积液、全身水肿、黏液水肿、心肌损害，但亦见于极少数的正常人等。个别导联 QRS 波群振幅很小，并无意义。 4. Q 波：超过正常范围的 Q 波称为异常 Q 波，常见于心肌梗死等。下移于心肌缺血、心肌损伤，上抬见于急性心肌梗死、急性渗出性心包炎、变异性心绞痛等。 5. ST 段：超过正常范围的 ST 段下移常见于心肌缺血或劳损，ST 段上移超过正常范围多见于急性心肌梗死、急性心包炎等。 6. T 波：T 波低平或倒置，常见于心肌缺血、低血钾等。T 波明显倒置且两支对称，顶端居中（冠状 T 波）见于急性心肌梗死、慢性冠状动脉供血不足、左室肥大。T 波轻度升高一般无重要意义，如显著增高可见于心肌梗死超急性期、高血钾。 7. QT 间期：凡 QT 间期超过正常最高值 0.03s 以上者称显著延长，不到 0.03s 者称轻度延长。QT 间期延长见于心动过缓、心肌损害、心脏肥大、心力衰竭、低血钙、低血钾、冠心病、QT 间期延长综合征、药物作用等。QT 间期缩短见于高血钙、洋地黄作用、应用肾上腺素等。 8. U 波：U 波明显增高常见于血钾不足，甲状腺功能亢进和服用强心药洋地黄等。U 波倒置见于冠心病或运动测验时；U 波增大时常伴有心室肌应激性增高，易诱发室性心律失常。

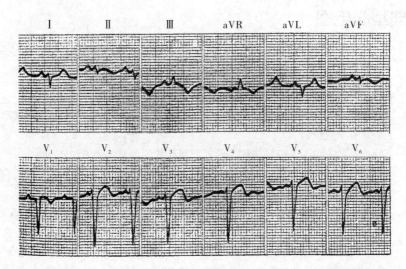

图 3-1-1　右心室肥大心电图

V_1 导联 R/S≥1，V_5 导联 R/S≤1；$RV_1 + SV_5$ ≥1.05mV，RV_5 >0.5mV

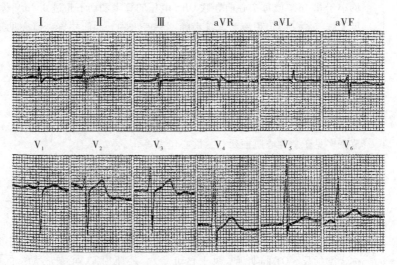

图 3-1-2　左心室肥大心电图

主要表现为 QRS 波群电压增高。肢导：R Ⅰ >1.5mV，RaVL>1.2mV，RaVF>2.0mV，或 R Ⅰ +S Ⅲ >2.5mV。胸导：RV_5 或 RV_6 >2.5mV 或 $RV_5 + SV_1$ ≥4.0mV（M）3.5mV（F）

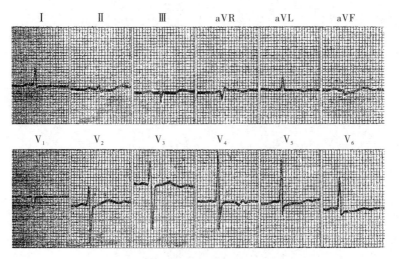

图 3-1-3　慢性冠状动脉供血不足心电图

出现 T 波普遍低平

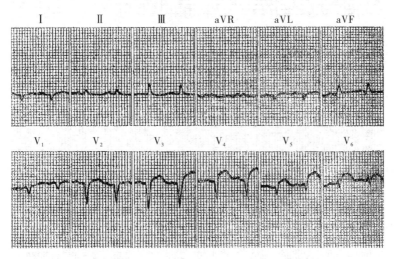

图 3-1-4　广泛性前壁心肌梗死的异常心电图

在 I 、aV、$V_1 \sim V_6$ 出现病理性 Q 波，ST 段抬高

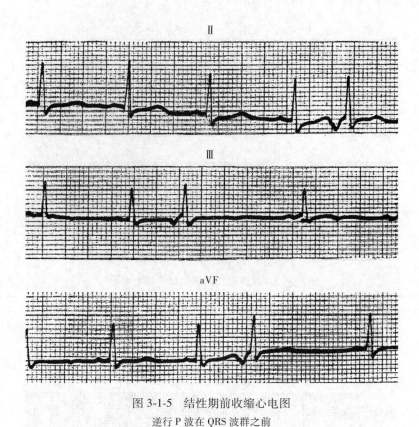

图 3-1-5　结性期前收缩心电图

逆行 P 波在 QRS 波群之前

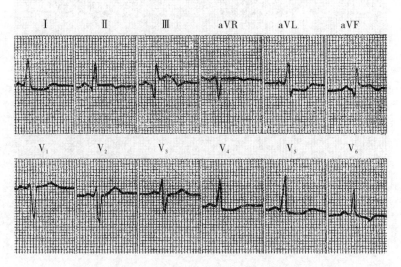

图 3-1-6　急性下壁心肌梗死心电图

Ⅱ、Ⅲ、aVF 导联 ST 段抬高，T 波倒置或高尖

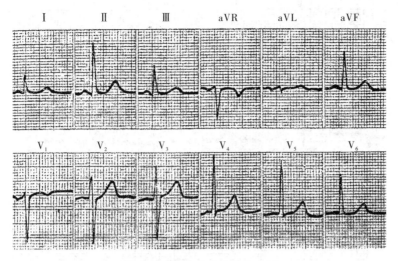

图 3-1-7　心绞痛发作前心电图

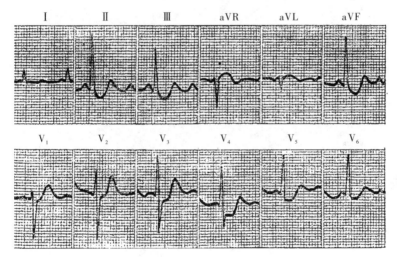

图 3-1-8　心绞痛发作时心电图

ST 段抬高，T 波倒置

常用辅助检查结果分析

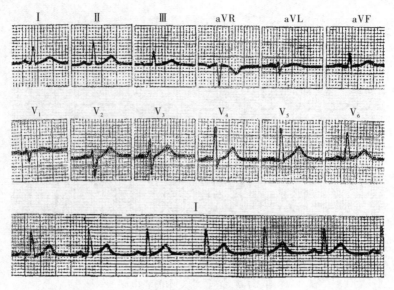

图 3-1-9　正常心电图

2. 典型X线——胸部、腹部、四肢、尿路及颅底X线平片

2.1　胸部X线平片

适应证	主要用于肺炎性实变、肺纤维化、肺钙化、肺肿块、肺不张、肺间质病变、肺气肿、空洞、支气管炎症及扩张、胸腔积液、气胸、胸膜肥厚粘连、纵隔肿瘤、心脏、血管形态、乳房肿块诊断。
正常值	胸廓对称，双肺纹理清晰，肺门影结构正常，心影不大，纵隔居中，双侧膈面光滑，双侧肋膈角锐利，膈上肋骨未见异常。
临床意义	胸部X线平片适用于以下疾病的辅助诊断：①肺部及气道病变；②心脏大血管病变，观察其轮廓；③纵隔和横膈病变；④胸膜和胸壁病变；⑤各种手术前常规检查；⑥肋骨病变。胸部摄片也可用于常规体格检查。意义如下： 1. 若肺野透亮度增高，伴肺纹理增浓增多，肋间隙增宽，见于肺气肿。 2. 若肺野见斑点、斑片或斑片条索样阴影，见于肺炎、肺结核等。 3. 若肺野见圆形或块状阴影，多见于肿瘤、肺化脓症、结核球等。 4. 若肺野见空洞性病灶，多见于肺癌、肺结核、肺脓肿、肺囊虫病等。 5. 若肺野见大片高密度阴影伴体积增大，可见于大叶性肺炎、肿瘤伴阻塞性肺炎、胸腔积液等。 6. 若肺野见大片高密度阴影伴体积缩小，可见于肺不张、急性肺间质纤维化等。 7. 若见肺野外带形成一条透亮带，其外无肺纹理，脏层胸膜边缘清晰可见，多为气胸。 8. 若肋膈角消失或变钝，可见于胸腔积液、胸膜增厚等胸膜病变。 9. 若心脏阴影普遍增大，可见于心包积液、心肌炎；心影向左下增大，可见于主动脉病变、高血压等；主动脉异常增宽，见于主动脉瘤。

常用辅助检查结果分析

2.2 腹部X线平片

适应证	腹部经常有异常疼痛的人群，中老年人群。适用于食管静脉曲张，食管裂孔疝，消化道炎症、溃疡、肿瘤、息肉、结核，肠梗阻，胆囊炎症、结石，胆道蛔虫病的诊断。
临床意义	1. 消化道肿瘤、炎症、外伤引起的消化道穿孔。 2. 肠梗阻，并可鉴别是机械性、麻痹性、绞窄性肠梗阻。 3. 腹膜炎、腹腔脓肿、腹腔肿块。 4. 消化道不透X线的结石。 5. 腹部异常钙化，如腹腔淋巴钙化、肝包虫病钙化。脾脏、肾和肾上腺、胰腺等脏器有肿瘤、结核、寄生虫和炎症时均可发生钙化，可根据钙化的形态、部位进行诊断。 6. 可观察腹腔内脏器（肝、肾、脾等）的轮廓、位置和大小改变。例如肝脏肿瘤、囊肿等病变可使肝脏轮廓发生改变，并且其体积可以增大；多囊肾、肾盂积水、肾肿瘤可使肾影增大；一侧肾动脉狭窄、肾发育不全可使肾影缩小。 7. 可根据腰大肌影像是否肿大、模糊，腰椎有无侧弯，椎体骨质有无破坏来诊断腰椎结核、肾周围脓肿等。 8. 腹部平片对诊断新生儿消化道畸形有很大的意义。食管闭锁时，胃肠道内可无气体。幽门狭窄，则胃扩大充气，而肠管内气体少或无气体。先天性小肠狭窄时，闭锁以上的肠管内充气扩张并有液平面形成，而闭锁以下的肠管内无气体。肛门闭锁、胎便性腹膜炎在腹部平片上有不同表现。 9. 腹部平片可观察胎儿的位置、形态、大小和数目。 10. 可观察金属避孕环是否存在，以及其位置和形态等。

2.3　骨、关节 X 线检查

适应证	骨折，四肢骨及关节异常疼痛的人群。主要用于骨折，炎症性和退行性骨、关节病，化脓性骨髓炎，骨、关节肿瘤、结核，脊椎形态改变的诊断。
临床意义	股骨、胫腓骨、肱骨及尺桡骨都是长骨。以胫骨为例，成人期长骨由骨干和骨端组成。而儿童期长骨的骨端又可分为骨骺板和干骺端等部分。骨端以骨松质为主。骨干由骨皮质和骨髓腔构成，其外面有骨膜和软组织覆盖。在分析长骨的 X 线表现时，可以按照软组织、骨膜、骨皮质、骨松质及骨髓腔等横向顺序和骨骺、骨骺板、干骺端及骨干等纵向顺序进行观察。 1. 软组织：包括皮肤、皮下脂肪、肌肉及肌腱等。在优质的 X 线片上，正常时因有脂肪组织衬托而显示层次分明，界限清楚。 2. 骨膜：分为外骨膜和内骨膜（骨髓膜）。除关节端外，骨的表面均有外骨膜覆盖。内骨膜衬垫在骨髓腔里面。骨膜由纤维层和细胞层组成。正常骨膜与骨周围软组织密度相同，在 X 线片上不显影。 3. 骨皮质：由密质骨组成。密度最大，除肌肉或肌腱附着处可稍粗糙外，表面光滑，里面较毛糙，中部最厚，越向两端越薄。有时在骨皮质内可见一条光滑整齐的斜型透光线影，为骨的营养血管沟，不可误认为骨折线。 4. 骨松质：由粗细不等的骨小梁及骨间间隙构成，主要分布于长骨的骨端、椎体、扁骨及不规则形骨的内部。正常时为清楚的细条状骨纹理，交织排列如海绵状。 5. 骨髓腔：位于骨干的中央，内含脂肪和造血组织。因周围有骨皮质重叠，常显示界限不太清楚，密度较低的透光影。 6. 骨骺：位于长骨的两端。在胎儿及婴幼儿多为软骨，随着年龄增长而逐渐骨化，出现继发性骨化中心或骨核。骨核初期为一个或多个点状致密影，逐渐增大，边缘可稍不规则，最后与干骺端融合。 骨龄是指骨骺的骨核及不规则形骨化中心出现及骨骺与干骺端融合的年龄。根据骨龄可以推测骨骼的生长发育情况，有助于诊断。对诊断一些内分泌疾患等有一定价值。但它有一个正常标准范围，且因种族、地区及性别不同而有差异，应用时要注意这些因素的影响。 7. 骨骺板：是骨骺与干骺端之间的软骨（解剖学上称为骺盘或软骨盘）。在幼儿长骨 X 线片上表现为较宽的横行透光带，随着年龄增长而逐渐变窄，形成一条透光线，X 线学上称它为骺线，应注意与骨折线相鉴别。最后，骨骺与干骺端进行骨性联接形成骨端，长骨停止生长，骨骺线随之消失，有时残留一条致密线痕迹。 8. 干骺端：是骨干两端较宽大的部分。此处骨骼生长最活跃，由骨松质构成，含有丰富的弯曲的微血管袢，血流缓慢，是某些骨病的好发部位。 9. 骨干：是长骨的体部，呈长管状，中间稍窄，向两端逐渐增宽。 10. 子骨与副骨：是四肢骨骼常见的解剖变异。子骨是附着于骨骼附近肌腱中的骨块，多见于掌骨、指骨及趾骨附近。副骨是某一骨的多个骨化中心在发育过程中未融合的结果。它们的特点是有一定解剖部位、常显双侧对称、轮廓圆滑，应注意与骨碎及骨骺分离鉴别。

2.4 尿路 X 线平片

适应证	小便困难，有异常疼痛感的人群。主要用于泌尿系统结石，肾癌，肾盂扩张、积水等检查。
临床意义	1. 肾位置过高、过低，肾轴向内或向外显著改变都提示病理现象，可能是先天畸形，肾周围粘连或附近肿块压迫所致。肾上下活动范围过大即肾下垂，通常因腹壁肌肉松弛、腹压下降或肾周围脂肪减少所致，立位片与卧位片比较，肾脏向下移动 5cm 以上者诊断可确立。 2. 尿路平片的摄片范围包括两侧肾脏、输尿管和膀胱区。由于这些器官及尿道都是由软组织组成，密度相差不大，缺乏自然对比，在平片上不能显示。但肾脏周围因有少量脂肪组织组成的包膜，在质量好的平片中能显示出肾脏轮廓，从而在尿路平片中观察到肾脏的大小、形态、位置以及腰大肌的阴影。更重要的是平片上能清楚地显示钙化影及不透 X 线的结石影，对泌尿系结石、结核及腹部血管钙化等疾病有很高的诊断价值。有些病变必须结合泌尿系造影才能明确诊断。

2.5　颅底 X 线平片

适应证	主要用于咽炎、舌炎、头痛、眩晕、晕厥、昏迷、吞咽困难、听力减退、呼吸困难等人群。
临床意义	一些后颅窝的结构如颅底的卵圆孔、棘孔、破裂孔、翼内外板和岩骨及中耳乳突均可清楚显示，内听道一般也显示较好。鼻咽癌常有颅底骨破坏。

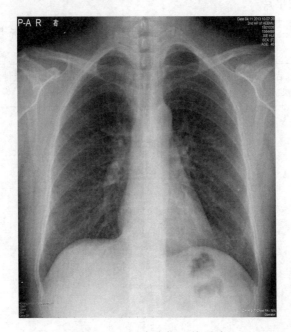

图 3-2-1-1　正常胸部 X 线平片

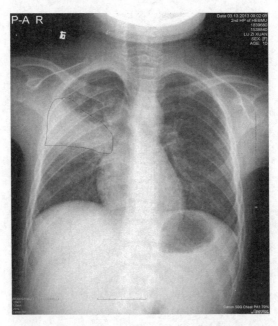

图 3-2-1-2　大叶性肺炎 X 线平片

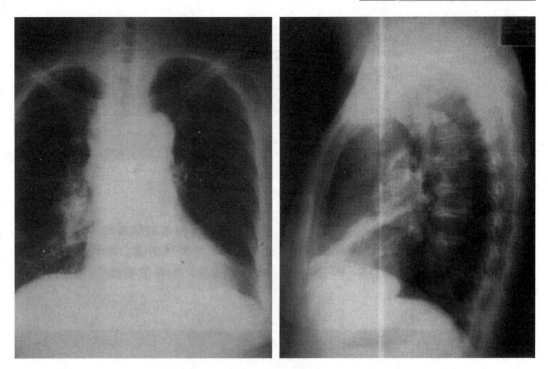

图 3-2-1-3　肺癌 X 线平片

右肺中央型肺癌，并右中叶感染

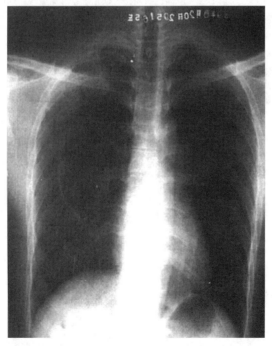

图 3-2-1-4　肺结核 X 线平片

浸润型肺结核，右上肺锁骨上下区呈片状模糊密影，病灶内散
在点条状密度增高影，第二肋下缘可见数个圆形透亮区

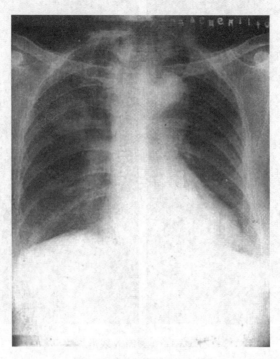

图 3-2-1-5　肺脓肿 X 线平片

右肺中上肺野见一空洞性病灶，内壁光滑，可见液平，周围大片实病变，右肋膈角变钝，少量胸腔积液

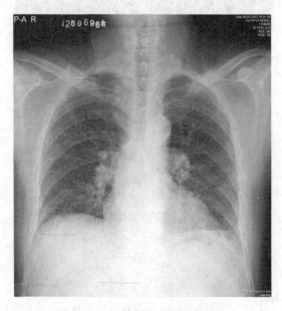

图 3-2-1-6　间质性肺炎 X 线平片

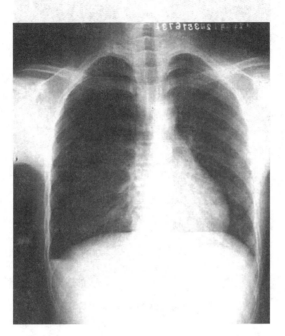

图 3-2-1-7 气胸 X 线平片

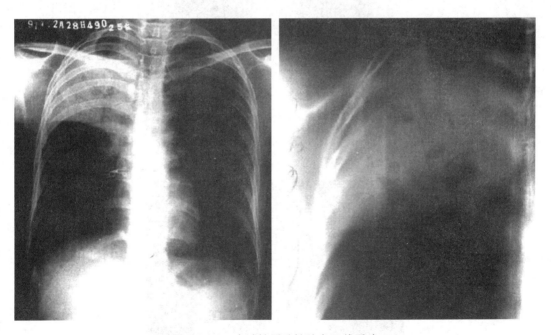

图 3-2-1-8 大叶性干酪性肺炎 X 线平片

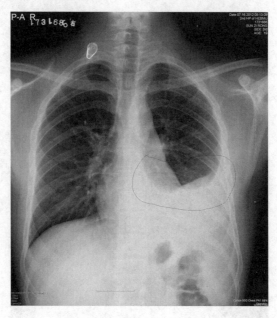

图 3-2-1-9　胸腔积液 X 线平片

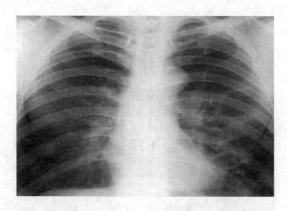

图 3-2-1-10　支气管扩张 X 线平片

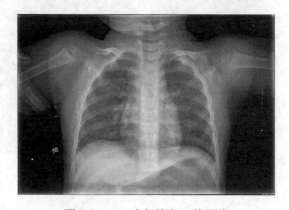

图 3-2-1-11　支气管炎 X 线平片

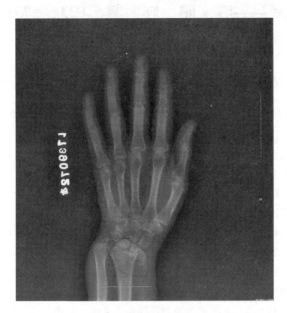

图 3-2-3-1　骨折

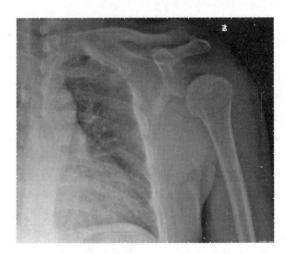

图 3-2-3-2　肩关节脱位 X 线平片

3. 典型超声——肝、胆、胰、肾、甲状腺及甲状旁腺、乳腺图片

3.1 肝脏疾病超声检查

适应证	若有食欲下降、乏力、低热、肌肉或关节痛、恶心、呕吐、腹痛等症状，则应进行检查。
临床意义	1. 肝囊肿：在肝内表现为圆形或椭圆形，无回声的暗区，囊壁很薄，轮廓平整光滑与周围组织界线清楚，其后方回声明显增强。 2. 多囊肝：肝脏弥漫性肿大，表面不规则，肝内有多发的、大小不等的液性囊腔，囊间肝实质回声增强。常合并多囊肾。 3. 肝脓肿：病变与周围组织的界线不清，边缘常不整齐，欠规则。有时在脓肿周围有数毫米宽的环形低回声，代表炎症反应区。肝脏局部肿大、畸形。膈肌运动受限。 4. 肝硬化：肝脏的大小和形态：肝变小，边缘凹凸不平。肝内结构：肝纹理乱，肝管状结构明显减少。肝内回声增强变粗。门静脉扩张。 5. 肝大：肝囊壁增厚，并可为双层样结构，又称"双边征"，可出现腹腔积液。 6. 脂肪肝：肝脏普遍肿大。肝实质回声增强。回声衰减明显，深部肝实质常不能显示。肝内血管减少。胆囊壁显示不清。 7. 肝淤血：肝脏普遍肿大，肝实质回声强度和结构基本正常。肝静脉增宽大于1.0cm。 8. 原发性肝重症：声像图上可分为三型。 （1）巨块型：表现为肝内巨大的占位性病变，多数为圆形、椭圆形或分叶状，边界不规则，边缘有弱回声的带，又称弱回声晕，边界模糊不清。肿块呈较强回声或弱回声，粗而不均或其间夹杂有回声区，中心可出现坏死液化区。有时可见块中之块。肿大、形态不正常。 （2）结节性：肝内可见多个圆形或椭圆形占位病变，其直径多在2~3cm，轮廓较整齐，多有一至数毫米宽的弱回声晕，与肝实质分界清楚。 （3）弥漫型：较少见，肝变形，周边为结节状，肝内正常纹理结构紊乱，并可见成团的强回声弥漫而不均匀地分布在肝内，难以分辨出肿块的边界。 9. 转移性肝重症：肝内多发圆形肿块，肿块与周围肝组织分界清楚，并有周边弱回声晕，又称"牛眼征"。大多数表现为强回声，少数可出现弱回声或中等回声。大的转移癌瘤，中心可见坏死液性腔。发生转移肝重症时，很少合并肝硬化。肝增大，形态不正常，也可局部肿大。肝内正常结构不清而乱。

3.2 胆囊超声检查

适应证	胆囊结石、息肉、癌症，肝外胆管结石，肝内胆管结石，急、慢性胆囊炎，黄疸。
临床意义	1. 胆结石：胆囊内出现形态稳定的强回声光团，后缘有声影，当翻动身体时，结石随体位向胆囊低位方向移动，即声像图上可见强光团随体位向重力方向移动。 2. 胆囊息肉：多为单发，胆囊内有强回声或中等回声光团，后边无声影，回声光团不随体位的改变而移动。 3. 急性胆囊炎：胆囊较大，胆囊壁增厚，胆囊壁可因增厚呈双层样改变，胆囊内透声差，回声强弱不均。 4. 慢性胆囊炎：胆囊壁增厚，回声增强，体积可不大而缩小，往往伴结石存在。 5. 胆囊癌：可见胆囊壁局部增生隆起，胆囊内出现异常回声与胆囊壁有密切关系。 6. 胆总管或肝外胆管梗阻：肝内胆管扩张伴胆囊肿大。

3.3 胰腺疾病超声检查

适应证	急、慢性胰腺炎，胰腺癌等疾病。
临床意义	在临床上，它被广泛应用于心内科、消化内科、泌尿科和妇产科疾病的诊断。

3.4 肾脏超声检查

适应证	主要用于肾脏疾病的诊断。
临床意义	肾盂积水、肾囊肿、多囊肾、肾肿瘤、肾癌、肾结石的声像图都有异常表现。

3.5 甲状腺、甲状旁腺超声检查

适应证	主要用于甲状腺弥漫性或局限性病变的诊断和鉴别诊断，以及甲状旁腺功能变化和增生等疾病。
临床意义	1. 确定肿物是否位于甲状腺内，是弥漫性还是局限性。 2. 鉴别肿物是囊性或实性。 3. 确定肿物是单发或多发。 4. 可判断肿物是良性或恶性。 5. 可对手术后或用药后疗效进行随访；对扪不出的结节，超声可以发现≥0.5cm 的结节及结节数目。

3.6　乳腺超声检查

适应证	乳房有异常肿痛的人群。
临床意义	乳腺腺体增多、出现多个囊肿、腋下淋巴结不大。乳腺腺体增多一般又称做乳腺小叶增生，它是一种良性病灶，但是会增加乳腺癌发生的机会。乳腺囊肿是指乳腺导管扩大，里面充满分泌液，它是完全良性的，同时出现多个囊肿（多发性囊肿），也不会增加乳腺癌发生的机会。腋下淋巴结没有肿大，即大小正常，表示没有癌症转移。总的来说，超声的结果是良性病灶，但须注意乳腺小叶增生的后续发展。 乳腺钙化是指乳房内出现钙化现象，可以利用乳腺钙化的数目、大小、形状、位置、分布、排列形态等，判定乳房病灶是良性还是恶性，正确率一般是 70%～80%。

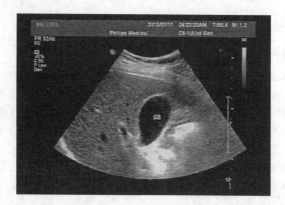

图 3-3-1-1　脂肪肝超声检查
1. 轻度脂肪肝
2. 胆囊壁毛糙

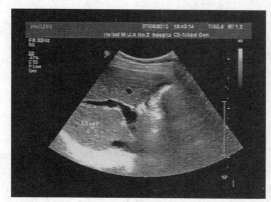
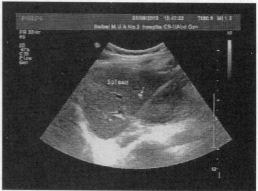

图 3-3-2-1　胆囊切除后超声检查
1. 胆囊切除术后
2. 脾内多发钙化斑
3. 左肾实质部稍高回声（可疑血管平滑肌脂肪瘤）

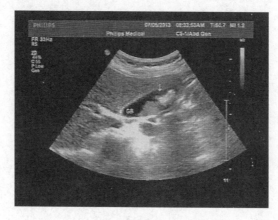

图 3-3-2-2　胆囊结石超声检查

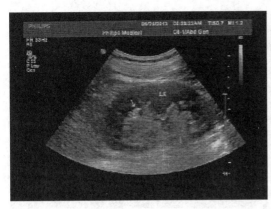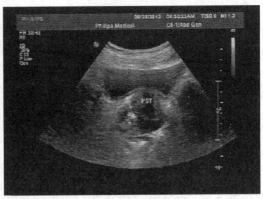

图 3-3-4-1　肾结石超声检查

1. 右肾小结石
2. 前列腺肥大伴钙化斑
3. 膀胱未见占位性比改变

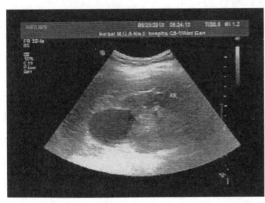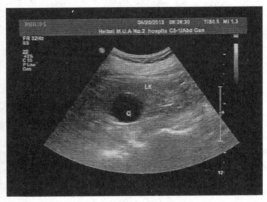

图 3-3-4-2　肾囊肿超声检查

1. 双肾囊肿
2. 膀胱未见占位性病变

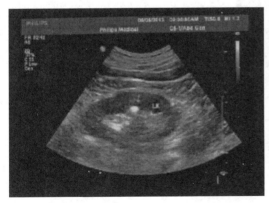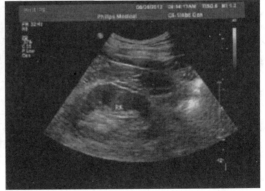

图 3-3-4-3　肾结石超声检查

1. 左肾结石
2. 前列腺体积大
3. 右肾，膀胱未见占位性病变

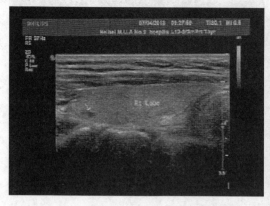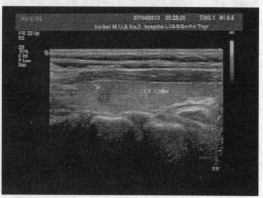

图 3-3-5-1　甲状腺超声检查

　1. 甲状腺右叶囊性结节

　2. 甲状腺左叶低回声结节

　3. 甲状腺未见占位性病变

4. 临床检查结果及异常结果初筛

4.1　一般检验

血常规

（1）红细胞和血红蛋白增多

相对性增多	1. 某些原因使血浆中水分丢失、血液浓缩，使红细胞和血红蛋白含量相对增多，如连续剧烈呕吐、大面积烧伤、严重腹泻、大量出汗等。 2. 见于慢性肾上腺皮质功能减退、尿崩症、甲状腺功能亢进等。
绝对性增多	由各种原因引起血液中红细胞和血红蛋白绝对性增高，多与机体循环及组织缺氧、血中促红细胞生成素水平升高、骨髓加速释放红细胞有关。 1. 生理性增多：见于高原居民、胎儿和新生儿、剧烈劳动、恐惧、冷水浴等。 2. 病理性增多：促红细胞生成素代偿性增多所致，见于严重的先天性及后天性心肺疾病和血管畸形，如法洛四联症、发绀型先天性心脏病、阻塞性肺气肿、肺源性心脏病、肺动静脉瘘以及携氧能力低的异常血红蛋白病等。 3. 其他：在另一些情况下，患者并无组织缺氧，促红细胞生成素的增多并非机体需要，红细胞和血红蛋白增多亦无代偿意义，见于某些肿瘤或肾脏疾病，如肾癌、肝细胞癌、肾胚胎瘤以及肾盂积水、多囊肾等。

（2）红细胞和血红蛋白减少

生理性减少		1. 3个月的婴儿至15岁以前的儿童，因生长发育迅速而致造血原料相对不足，红细胞和血红蛋白可较正常成人低10%~20%。 2. 妊娠中、后期孕妇血容量增加使血液稀释。 3. 老年人由于骨髓造血功能逐渐减低。
病理性减少	红细胞生成减少	1. 骨髓造血功能衰竭：再生障碍性贫血、骨髓纤维化等伴发的贫血。 2. 因造血物质缺乏或利用障碍引起的贫血：如缺铁性贫血、铁粒幼细胞性贫血、叶酸及维生素 B_{12} 缺乏所致的巨幼细胞性贫血。
	红细胞破坏过多	因红细胞膜、酶遗传性的缺陷或外来因素造成，如遗传性球形红细胞增多症、珠蛋白生成障碍性贫血（地中海贫血）、阵发性睡眠性血红蛋白尿、异常血红蛋白病、免疫性溶血性贫血、心脏体外循环的大手术及一些化学、生物因素等引起的溶血性贫血。
	失血	急性失血或消化道溃疡、钩虫病等慢性失血所致的贫血。血细胞比容测定可反映红细胞的增多或减少。

（3）血细胞比容（红细胞压积）增高

相对性增高	各种原因所致的血液浓缩，使红细胞相对性增多时血细胞比容可增高，有时可高达 0.50 以上。
绝对性增高	各种原因所致红细胞绝对值增高时，血细胞比容常可高达 0.60 以上，甚至达 0.80，如真性红细胞增多症等。

（4）血细胞比容（红细胞压积）减少

见于各种贫血。贫血类型不同，红细胞体积大小也有不同，其红细胞计数与血细胞比容数值的减低不一定平行。因此必须将红细胞数、血红蛋白量及血细胞比容三者结合起来，计算红细胞各项平均值才有参考意义。

除了使用血红蛋白这个指标判断贫血外，还要参考红细胞数量，如二者比例失调，则需进一步参考平均红细胞体积、平均红细胞血红蛋白量及平均红细胞血红蛋白浓度及红细胞体积分布宽度，因不同病因引起的贫血可使红细胞产生不同形态的变化，检查红细胞形态特点可协助临床寻找病因。

大细胞性贫血	常见于叶酸及维生素 B_{12} 缺乏导致的营养性巨幼细胞性贫血、妊娠期或婴儿期巨幼细胞性贫血、恶性贫血等。
正常细胞性贫血	1. 急性失血性贫血，见于创伤或手术大出血时。 2. 急性溶血性贫血，见于血型不合的输血、自身免疫性溶血性贫血、某些溶血性细菌感染、化学物质或药物中毒。 3. 造血组织疾病，如再生障碍性贫血、白血病。
单纯小细胞性贫血	感染、中毒、急慢性炎症、尿毒症等疾病导致的贫血。
小细胞低色素性贫血	1. 慢性失血性贫血，如消化性溃疡、钩虫病、月经过多等因素造成的失血。 2. 缺铁性贫血。

（5）血小板计数

血小板增多	原发性血小板增多	常见于骨髓增生性疾病，如慢性粒细胞白血病、真性红细胞增多症、原发性血小板增多症等。
	反应性血小板增多	常见于急慢性炎症、缺铁性贫血及癌症患者。
	脾切除术后	脾切除术后血小板会有明显升高。
血小板减少	血小板生成障碍	常见于再生障碍性贫血、急性白血病、急性放射病等。
	血小板破坏增多	常见于原发性血小板减少性紫癜、脾功能亢进。
	血小板消耗过度	常见于弥散性血管内凝血。
	遗传	常见于家族性血小板减少，如巨血小板综合征。

（6）白细胞计数

生理性白细胞增多	1. 胎儿及初生儿白细胞常在（10.0~20.0）×10⁹/L。 2. 妊娠5个月以上，白细胞总数常可达10.5×10⁹/L或更高，妊娠后期可达20.0×10⁹/L。 3. 剧烈的运动和劳动可使白细胞高达12.0×10⁹/L，甚至20.0×10⁹/L以上。 4. 暴热和严寒，白细胞总数常有一过性增高，复温后迅速恢复至正常水平。
病理性白细胞增多	1. 某些细菌性感染所引发的疾病，特别是化脓性球菌引起的局部炎症和全身性感染，如：脓肿、化脓性脑膜炎、肺炎、阑尾炎、中耳炎、扁桃体炎、脓胸、肾盂肾炎、输卵管炎、胆囊炎及败血症等。 2. 某些病毒性感染所导致的疾病：乙型脑炎、传染性单核细胞增多症、麻疹等。 3. 严重的组织损伤或坏死：如大手术后、烧伤、急性出血严重创伤、血管栓塞等。 4. 过敏反应：如输血反应、药物过敏、急性变态反应性疾病等。 5. 中毒反应：如各种药物中毒、农药中毒、重金属中毒、糖尿病酸中毒、妊娠中毒症等。 6. 肿瘤及血液病：慢性粒细胞白血病、急性粒细胞白血病等。 7. 应用某些升白细胞的化学药物促使白细胞增高，多见于化疗和放疗治疗期间因白细胞数量急剧减少时。
病理性白细胞减少	1. 某些病毒性感染：如流行性感冒（流感）、病毒性肝炎、风疹等；某些细菌性感染，如伤寒和副伤寒。 2. 血液系统疾病：如再生障碍性贫血、原发性粒细胞缺乏症。 3. 脾功能亢进。 4. 理化因素：如放射线、放射性治疗、化学治疗药物、解热镇痛药物等，抗肿瘤类细胞毒性药物等均可导致白细胞数量减少。

（7）白细胞分类计数

1）淋巴细胞计数

成人淋巴细胞约占白细胞的1/4，为人体主要的免疫活性细胞。淋巴细胞分为B淋巴细胞和T淋巴细胞，此外还有少数自然杀伤细胞（NK细胞）、裸细胞（N细胞）、双标志细胞（D细胞）等，观察淋巴细胞的数量变化，有助于了解机体的免疫功能状态。淋巴细胞的测定也是临床血细胞分析的常规内容。

血细胞自动分析仪法正常参考值：（1.1~3.2)×10⁹/L。

生理变化	增多：与正常成年人比较，婴儿淋巴细胞计数约高100%，4~10岁儿童约高15%，吸烟者约高15%，黑人种族约高15%，昼夜节律晚上约高15%，高海拔约高14%，妇女月经期约高5%。 减少：妊娠约减少15%，剧烈的体育锻炼约减少30%。

续 表

药物影响	增多：对麻醉药成瘾者常有绝对的或相对的增加；秋水仙碱和烟酰胺可致淋巴细胞绝对增多；如用烟酰胺后 4 小时上升 25%，24 小时上升 40%；灰黄霉素等则引起相对增多；氨基水杨酸可产生传染性单核细胞增多症样综合征；二硫化碳中毒时淋巴细胞可轻度增多；氯磺丙脲致轻度增加，但无临床征象；左旋多巴致淋巴细胞增多伴溶血性贫血。 减少：免疫抑制剂可引起不同程度的减少；用促皮质素 2 小时发生明显减少；瘤可宁可明显减低淋巴细胞；苯妥英钠可减少 DNA 合成，致淋巴细胞减少。
病理性增多	1. 某些病毒或细菌所致的急性传染病，如风疹、流行性腮腺炎、传染性淋巴细胞增多症、传染性单核细胞增多症等。百日咳时淋巴细胞计数常明显增多。 2. 某些慢性感染：如结核病时淋巴细胞常增多，但白细胞总数一般仍可在正常值范围内。 3. 器官移植术后如发生排异反应，特别是排异前期，淋巴细胞数常出现增多。 4. 淋巴细胞性白血病、白血病性淋巴肉瘤。 5. 再生障碍性贫血、粒细胞缺乏症时，中性粒细胞显著减少，导致淋巴细胞百分比相对增高，此时称为淋巴细胞相对增多。
病理性减少	主要见于接触放射线及应用肾上腺皮质激素或促肾上腺皮质激素时。另外恶性肿瘤、霍奇金病、肾上腺功能亢进、脊髓灰质炎、糖尿病酸中毒、急性阑尾炎、肺炎及先天性儿童淋巴细胞缺乏症均可出现淋巴细胞减少。

2）中性粒细胞计数

生理性增多	1. 年龄：初生儿白细胞较多，一般在 $15 \times 10^9/L$ 左右，个别可高达 $30 \times 10^9/L$ 以上。通常在 3~4 天后降至 $10 \times 10^9/L$ 左右，约保持 3 个月，然后逐渐降低至成人水平。初生儿外周血白细胞主要为中性粒细胞，到第 6~9 天逐渐下降至与淋巴细胞大致相等，以后淋巴细胞逐渐增多，整个婴儿期淋巴细胞数均较高，可达 70%。到 2~3 岁后，淋巴细胞逐渐下降，中性粒细胞逐渐上升，到 4~5 岁二者又基本相等，形成中性粒细胞和淋巴细胞变化曲线的两次交叉，至青春期时与成人基本相同。 2. 日间变化：在静息状态时白细胞数较低，活动和进食后较高；早晨较低，下午较高；一日之间最高值与最低值之间可相差一倍。运动、疼痛和情绪变化，一般的体力劳动、冷热水浴、日光或紫外线照射等均可使白细胞轻度增多。如剧烈运动可于短时间内使白细胞高达 $35 \times 10^9/L$，以中性粒细胞为主，运动结束后迅速恢复原水平。这种短暂的变化，主要是循环池和边缘池的粒细胞重新分配所致。 3. 妊娠与分娩：妊娠期常见白细胞增多，特别是最后一个月，常波动于 $(12 \sim 17) \times 10^9/L$ 之间，分娩时可高达 $34 \times 10^9/L$。分娩后 2~5 天内恢复正常。由于白细胞的生理波动很大，只有通过定时和反复观察才有意义。

病理性 增多	1. 急性感染：急性化脓性感染时，中性粒细胞增高程度取决于感染微生物的种类、感染灶的范围、感染的严重程度、患者的反应能力。如感染很局限且轻微，白细胞总数仍可正常，但分类检查时可见分叶核百分率有所增高；中度感染时，白细胞总数增高大于 $10\times10^9/L$，并伴有轻度核左移；严重感染时白细胞总数常明显增多，可达 $20\times10^9/L$ 以上，且伴有明显核左移。 2. 严重损伤或大量血细胞破坏：在较大手术后 12~36 小时，白细胞常达 $10\times10^9/L$ 以上，其增多的细胞成分以中性分叶核粒细胞为主；急性心肌梗死后 1~2 天内，常见白细胞数明显增高，借此可与心绞痛相区别；急性溶血反应时，也可见白细胞增多。这些可能与心肌损伤和手术创伤等引起的蛋白分解及急性溶血导致的相对缺氧等，促进骨髓贮备池增加释放有关。 3. 急性大出血：在脾破裂或宫外孕输卵管破裂后，白细胞迅速增多，常达（20~30）×$10^9/L$。其增多的细胞主要是中性分叶核粒细胞。 4. 急性中毒：化学药物如催眠药、敌敌畏等中毒时，常见白细胞数增高，甚至可达 $20\times10^9/L$ 或更高。代谢性中毒如糖尿病酮症酸中毒及慢性肾炎尿毒症时，也常见白细胞增多，均以中性分叶核粒细胞为主。 5. 肿瘤性增多：白细胞呈长期持续性增多，最常见于粒细胞白血病，其次也可见于各种恶性肿瘤的晚期，此时不但白细胞总数常达（10~20）×$10^9/L$ 或更多，且可有较明显的核左移现象，而呈类白血病反应。白血病时白细胞总数增高的主要机制为白血病细胞失控地无限增殖；白血病细胞的周期延长；血中转动时间延长（正常白细胞约为 10 小时，白血病细胞一般为 33~38 小时）。恶性肿瘤时白细胞增多的机制为某些恶性肿瘤如肝癌、胃癌等产生促粒细胞生成素；恶性肿瘤坏死分解产物促进骨髓贮备池释放；恶性肿瘤伴有骨髓转移而将骨髓内粒细胞（甚至较幼稚的粒细胞，并可伴有幼红细胞）排挤释放入血。
病理性 减少	1. 某些感染：某些革兰阴性杆菌如伤寒杆菌、副伤寒杆菌感染时，如无并发症，白细胞均减少，甚至可低到 $2\times10^9/L$ 以下；一些病毒感染如流感时的白细胞亦减少，可能是细菌毒素及病毒使边缘池粒细胞增多而导致循环池中粒细胞减少所致，也可能与内毒素抑制骨髓释放粒细胞有关。 2. 某些血液病：如典型的再生障碍性贫血时，呈"三少"表现。此时白细胞可减少到 $1\times10^9/L$ 以下，分类时几乎均为淋巴细胞，乃因中性粒细胞严重减少所致的淋巴细胞相对增多。少部分急性白血病其白细胞总数不高反而减低，称非白血性白血病（aleukemic leukemia），其白细胞可<$1\times10^9/L$，分类时亦呈淋巴细胞相对增多，此时只有骨髓检查才能明确诊断。 3. 慢性理化损伤：电离辐射（如 X 线等）、长期服用氯霉素后，可因抑制骨髓细胞的有丝分裂而致白细胞减少，故于接触和应用期间每周应做一次白细胞计数。 4. 自身免疫性疾病：如系统性红斑狼疮等，由于自身免疫性抗核抗体导致白细胞破坏而减少。 5. 脾功能亢进：各种原因所致的脾大，如门脉性肝硬化、班替综合征等均可见白细胞减少。

3）嗜酸性粒细胞计数

生理变化	在劳动、寒冷、饥饿、精神刺激等情况下，外周血中嗜酸性粒细胞减少。正常人嗜酸性粒细胞白天较低，夜间较高；上午波动较大，下午比较恒定。
病理性增多	1. 过敏性疾患：如支气管哮喘、血管神经性水肿、食物过敏、血清病等。 2. 肠道寄生虫病：可高达 90% 以上，随驱虫彻底及感染消除而血象逐渐恢复正常。 3. 某些传染病：一般急性传染病时，血中嗜酸性粒细胞均减少，但猩红热时增高。 4. 慢性粒细胞白血病：嗜酸性粒细胞常可高达 10% 以上，并可见有幼稚型。 5. 罕见的嗜酸性粒细胞白血病时其白血病性嗜酸性粒细胞可达 90% 以上。 6. 某些恶性肿瘤，特别是淋巴系统恶性疾病。霍奇金淋巴瘤及某些上皮系肿瘤如肺癌时，均可见嗜酸性粒细胞增多，一般在 10% 左右。
病理性减少	见于伤寒、副伤寒、手术后严重组织损伤以及应用肾上腺皮质激素或促肾上腺皮质激素后。
预后观察	1. 观察急性传染病的预后：肾上腺皮质有促进机体抗感染的能力，因此当急性感染（如伤寒）时，肾上腺皮质激素分泌增加，嗜酸性粒细胞不减少，恢复期嗜酸性粒细胞又逐渐增多。若临床症状严重，而嗜酸性粒细胞不减少，说明肾上腺皮质功能衰竭；如嗜酸性粒细胞持续下降，甚至完全消失，说明病情严重；反之，嗜酸性粒细胞重新出现，甚至暂时增多，则为恢复的表现。 2. 观察手术和烧伤患者的预后：手术后 4 小时嗜酸性粒细胞显著减少，甚至消失，24～48 小时后逐渐增多，增多速度与病情变化基本一致。大面积烧伤患者，数小时后嗜酸性粒细胞完全消失，且持续时间较长，若大手术或大面积烧伤后，患者嗜酸性粒细胞不下降或下降很少，均表明预后不良。
测定肾上腺皮质功能	1. 方法：促肾上腺皮质激素（ACTH）可使肾上腺皮质产生肾上腺皮质激素，造成嗜酸性粒细胞减少。嗜酸性粒细胞直接计数后，随即肌内注射或静脉滴注 ACTH25mg，直接刺激肾上腺皮质，或注射 0.1% 肾上腺素 0.5ml，刺激垂体前叶分泌 ACTH，间接刺激肾上腺皮质。肌内注射后 4 小时或静脉滴注开始后 8 小时，再进行嗜酸性粒细胞计数。 2. 结果判断：①正常情况下，注射 ACTH 或肾上腺素后，嗜酸性粒细胞比注射前减少 50% 以上；②肾上腺皮质功能正常，而垂体前叶功能不良者，直接刺激时减少 50% 以上，间接刺激时不减少或减少很少；③垂体功能亢进时，直接和间接刺激均可减少 80%～100%；④垂体前叶功能正常，而肾上腺皮质功能不良者直接和间接刺激减少均不到 50%。艾迪生病（Addison disease），一般下降不到 20%，平均仅下降 4%。

4）嗜碱性粒细胞计数

增多	常见于慢性粒细胞白血病、真性红细胞增多症、黏液性水肿、溃疡性结肠炎、变态反应、甲状腺功能减退等。
减少	见于速发型变态反应（荨麻疹、过敏性休克等）、促肾上腺皮质激素及糖皮质激素过量、应激反应（心肌梗死、严重感染、出血等）、甲状腺功能亢进、库欣综合征等。
其他	临床上，嗜碱性粒细胞计数常用于鉴别慢性粒细胞白血病与类白血病反应，以及观察变态反应。

尿常规

（1）尿液理学检验

1）尿液一般性状检验

尿量	尿量主要取决于肾小球的滤过率、肾小管重吸收和浓缩与稀释功能。正常成人24小时内排尿为1~2L。24小时尿量>2.5L称为多尿，24小时尿量<0.4L称为少尿。
外观	尿液外观包括颜色及透明度。正常人新鲜的尿液多无色澄清至淡黄色或琥珀色。常见的外观改变有：血尿、血红蛋白尿、胆红素尿、乳糜尿、脓尿、盐类结晶尿等。
气味	正常新鲜尿液的气味来自尿内的挥发性酸，尿液久置后，因尿素分解而出现氨臭味。如新排出的尿液即有氨味提示有慢性膀胱炎及慢性尿潴留。糖尿病酮症酸中毒时，尿液呈烂苹果样气味。此外还有药物和食物，特别是进食蒜、葱、咖喱等，尿液可出现特殊气味。
比密	1. 高比密尿：见于高热、脱水、心功能不全、周围循环衰竭等尿少时。 2. 低比密尿：见于慢性肾小球肾炎、肾功能不全、肾盂肾炎、尿崩症、高血压等。

2）常见尿液分类

血尿	尿内含有一定量的红细胞时称为血尿。由于出血量的不同可呈淡红色云雾状、淡洗肉水样或鲜血样，甚至混有凝血块。每升尿内含血量超过1ml可出现淡红色，称为肉眼血尿。主要见于各种原因所致的泌尿系统出血，如肾结石或泌尿系统结石、肾结核、肾肿瘤及某些菌株所致的泌尿系统感染等。洗肉水样外观常见于急性肾小球肾炎。
血红蛋白尿	当发生血管内溶血，血浆中血红蛋白含量增高，超过结合珠蛋白所能结合的量时，未结合的游离血红蛋白可通过肾小球滤膜而形成血红蛋白尿。在酸性尿中血红蛋白可氧化成为正铁血红蛋白而呈棕色，如含量甚多则呈棕黑色酱油样外观。尿隐血试验呈强阳性反应，但离心沉淀后上清液颜色不变，镜检时不见红细胞或偶见溶解红细胞的碎屑，可与血尿相区别。
胆红素尿	尿中含有大量的结合胆红素，外观呈深黄色，振荡后泡沫亦呈黄色，若在空气中久置可因胆红素被氧化为胆绿素而使尿液外观呈棕绿色。胆红素尿见于阻塞性黄疸和肝细胞性黄疸。
乳糜尿	外观呈不同程度的乳白色，严重者似乳汁。因淋巴循环受阻，从肠道吸收的乳糜液未能经淋巴管引流入血而逆流进入肾，致使肾盂、输尿管处的淋巴管破裂，淋巴液进入尿液中所致。
脓尿	尿液中含有大量白细胞而使外观呈不同程度的黄色混浊或含脓丝状悬浮物。见于泌尿系统感染及前列腺炎、精囊炎。脓尿蛋白定性常为阳性，镜检可见大量脓细胞。
盐类结晶尿	外观呈白色或淡粉红色颗粒状混浊，尤其是在气温寒冷时常很快析出沉淀物。

3）尿三杯试验

尿三杯试验	方法：清洗外阴和尿道口，让患者在一次连续不断的排尿中，按前、中、后3段，把尿液分别留在3个杯中，然后显微镜检查，根据某个杯子出现的血液来判断出血的部位。 结果判定：①全程血尿（3杯尿液均有血液），血液多来自膀胱颈以上部位；②终末血尿（即第3杯有血液），病变多在膀胱三角区、膀胱颈或后尿道（但膀胱肿瘤患者大量出血时，也可见全程血尿）；③初期血尿（即第1杯有血液），病变多在尿道或膀胱颈。

（2）尿沉渣检验

白细胞增多	提示泌尿系统化脓性炎症。
红细胞增多	见于肾小球肾炎，泌尿系统结石、结核或恶性肿瘤。
管型	1. 透明管型：偶见于正常人清晨浓缩尿中，也可出现在轻度或暂时性肾或循环功能改变时。 2. 颗粒管型：肾实质性病变时。 3. 红细胞管型：出现于肾小球肾炎等。 4. 脂肪管型：见于慢性肾炎急性发作、肾病综合征及中毒性肾病。 5. 肾衰竭管型：见于在慢性肾功能不全时。 6. 蜡样管型：见于慢性肾小球肾炎晚期和肾淀粉样变，提示肾有长期而严重的病变。

（3）尿化学检验

蛋白质	1. 急性肾小球肾炎：多数由链球菌感染后引起的免疫反应。持续性蛋白尿为其特征。尿蛋白定性阳性，定量检查大都不超过3g/24h，但也有超过10g/24h者。 2. 急进性肾小球肾炎：起病急、进展快。如未能有效控制，大多在半年至1年内死于尿毒症，以少尿、无尿、蛋白尿、血尿和管型尿为特征。 3. 隐匿性肾小球肾炎：临床常无明显症状，但有持续性轻度的蛋白尿。尿蛋白定性检查多为±~+，定量检查常在0.2g/24h左右，一般不超过1g/24h。又称为"无症状性蛋白尿"。 4. 慢性肾小球肾炎：病变累及肾小球和肾小管，多属于混合性蛋白尿。慢性肾炎普通型，尿蛋白定性检查常为+~++，定量检查多在3.5g/24h左右；肾病型则以大量蛋白尿为特征，尿蛋白定性检查为++~+++，定量检查为3.5~5g/24h或以上。 5. 肾病综合征：是由多种原因引起的一组临床综合征，包括慢性肾炎肾病型、类脂性肾病、膜性肾小球肾炎、狼疮性肾炎肾病型、糖尿病型肾病综合征和一些原因不明确的肾病综合征等。临床表现以水肿、大量蛋白尿、低蛋白血症、高脂血症为特征，尿蛋白含量较高且易起泡沫，尿蛋白定性试验多为++~+++，定量试验常为3.5~10g/24h，最多达20g/24h。 6. 肾盂肾炎：为泌尿系统最常见的感染性疾病，临床上分为急性期和慢性期。急性期尿液的改变为脓尿，尿蛋白多为±~++，每日排出量不超过1g/24h。如出现大量蛋白尿应考虑是否有肾炎、肾病综合征或肾结核并发感染的可能性。慢性期尿蛋白可呈间歇性阳性，常为+~++之间，并有较多的白细胞和白细胞管型。

	7. 肾内毒性物质引起的损害：金属盐类如汞、镉、铀、铬、砷和铋等，有机溶剂如甲醇、甲苯、四氯化碳等，以及抗菌药可引起肾小管上皮细胞肿胀、退行性变和坏死等改变，故又称坏死性肾病。
	8. 系统性红斑狼疮的肾脏损害：本病在组织学上显示有肾脏病变者高达 90%~100%，但以肾脏病而发病者仅为 3%~5%。其病理改变以肾小球毛细血管丛为主，有免疫复合物沉淀和基膜增厚。轻度损害型尿蛋白常在+~++之间，定量检查一般为 0.5~1g/24h。
	9. 肾移植：肾脏移植后，因缺血而造成的肾小管功能损害，有明显的蛋白尿，可持续数周，当循环改善后尿蛋白减少或消失，如再度出现蛋白尿或尿蛋白含量较前增加，并伴有尿沉渣的改变，常提示有排异反应发生。
	10. 妊娠和妊娠中毒症：正常孕妇尿中蛋白可轻微增加，属于生理性蛋白尿。妊娠中毒症时，肾小球的小动脉痉挛，血管腔变窄，肾血流量减少，组织缺氧使其通透性增加，血浆蛋白从肾小球漏出。尿蛋白多为+~++，病情严重时可增至++~+++，如定量超过 5g/24h，提示为重度妊娠中毒症。
本周蛋白尿	1. 多发性骨髓瘤：是浆细胞恶性增生所致的肿瘤性疾病，有 35%~65% 的病例尿本周蛋白呈阳性反应，但每日排出量有很大差别，有时定性试验呈间歇阳性，故一次阴性不能排除本病。
	2. 华氏巨球蛋白血症：属浆细胞恶性增殖性疾病，血清内 IgM 显著增高为本病的重要特征，约有 20% 的患者尿内可出现本周蛋白。
	3. 其他疾病：如淀粉样变性、恶性淋巴瘤、慢性淋巴细胞白血病、转移瘤、慢性肾炎、肾盂肾炎、肾癌等患者尿中也偶见本周蛋白，可能与尿中存在免疫球蛋白碎片有关。
血红蛋白、肌红蛋白及其代谢产物	1. 血红蛋白尿 （1）可见于各种引起的血管内溶血性疾病，如 6-磷酸葡萄糖脱氢酶缺乏在进食蚕豆或用药物伯氨喹、磺胺、非那西丁时引起的溶血。 （2）血型不合输血引起的急性溶血、广泛性烧伤、恶性疟疾、某些传染病（如猩红热、伤寒、丹毒）、毒蕈中毒、毒蛇咬伤等大都有变性的血红蛋白出现。 （3）遗传性或继发性溶血性贫血，如阵发性寒冷性血红蛋白尿症、行军性血红蛋白尿症及阵发性睡眠性血红蛋白尿症。 （4）自身免疫性溶血性贫血、系统性红斑狼疮等。 2. 肌红蛋白尿 （1）阵发性肌红蛋白尿：肌肉疼痛性痉挛发作 72h 后出现肌红蛋白尿。 （2）行军性肌红蛋白尿：非习惯性过度运动。 （3）创伤：挤压综合征、子弹伤、烧伤、电击伤、手术创伤等。 （4）原发性肌疾病：肌肉萎缩、皮肌炎及多发性肌炎、肌肉营养不良等。 （5）组织局部缺血性肌红蛋白尿：心肌梗死早期、动脉梗死等。 （6）代谢性肌红蛋白尿：乙醇中毒、砷化氢中毒、一氧化碳中毒、巴比妥中毒、肌糖原积累等。 3. 含铁血黄素尿：含铁血黄素尿为尿中含有暗黄色不稳定的铁蛋白聚合体，是含铁的棕色色素。尿内含铁血红素检查，对诊断慢性血管内溶血有一定价值，主要见于阵发性睡眠性血红蛋白尿症、行军性肌红蛋白尿、自身免疫性溶血性贫血、严重肌肉疾病等。

续　表

	4. 尿中卟啉及其衍生物：卟啉是血红素生物合成的中间体，为构成动物血红蛋白、肌红蛋白、过氧化氢酶、细胞色素等的重要成分。正常人血和尿中含有少量的卟啉类化合物。卟啉病是一种先天性或获得性卟啉代谢紊乱的疾病，其产物大量由尿和粪便排出，并出现皮肤、内脏、精神和神经症状。卟啉病引起卟啉代谢紊乱，导致其合成异常和卟啉及其前身物与氨基-γ-酮戊酸及卟胆原的排泄异常，在这种异常代谢过程中产生的尿卟啉、粪卟啉大量排出。其临床应用主要为：①肝性卟啉病呈阳性；②鉴别急性间歇性卟啉病。因患者出现腹痛、胃肠道症状、精神症状等，易与急性阑尾炎、肠梗阻、神经精神疾病混淆，检查卟胆原可作为鉴别诊断参考。
糖类	1. 血糖增高性糖尿 （1）饮食性糖尿：因短时间摄入大量糖类（>200g）而引起。确诊须检查清晨空腹的尿液。 （2）持续性糖尿：清晨空腹尿中呈持续阳性，常见于胰岛素绝对或相对不足所致糖尿病，此时空腹血糖水平常已超过肾阈，24小时尿中排糖近于100g或更多，每日尿糖总量与病情轻重相平行。 （3）其他疾病血糖增高性糖尿：①甲状腺功能亢进，肠壁的血流加速和糖的吸收增快，因而在餐后血糖增高而出现糖尿；②肢端肥大症，可因生长激素分泌旺盛而致血糖升高，出现糖尿；③嗜铬细胞瘤，可因肾上腺素及去甲肾上腺素大量分泌，致使磷酸化酶活性增强，促使肝糖原降解为葡萄糖，引起血糖升高而出现糖尿。 2. 血糖正常性糖尿：肾性糖尿属血糖正常性糖尿，原因为近曲小管对葡萄糖的重吸收功能低下。 3. 尿中其他糖类：尿中除葡萄糖外还可出现乳糖、半乳糖、果糖、戊糖等，除受进食种类影响外，可能与遗传代谢紊乱有关。
尿酮体	1. 正常尿中不含酮体。 2. 严重未治疗的糖尿病酸中毒患者酮体可呈强阳性反应。 3. 妊娠剧吐、长期饥饿、营养不良、剧烈运动后也可呈阳性反应。
脂肪尿和乳糜尿	1. 淋巴管阻塞：常见于丝虫病，乳糜尿是慢性期丝虫病的主要临床表现之一。原因是丝虫在淋巴系统中引起炎症反复发作，大量纤维组织增生，使腹部淋巴道或胸导管广泛阻塞。 2. 过度疲劳、妊娠及分娩后等因素：诱发出现间歇性乳糜尿，偶尔也见少数病例呈持续阳性。 3. 其他：先天性淋巴管畸形、腹内结核、肿瘤、胸腹部创伤、手术伤、糖尿病、高脂血症、肾盂肾炎、棘球蚴病、疟疾等也可引起乳糜尿。

尿液胆色素	黄疸根据产生的机制可分为溶血性黄疸、肝细胞性黄疸和阻塞性黄疸。 1. 溶血性黄疸：见于体内大量溶血时，如溶血性贫血、疟疾、大面积烧伤等。红细胞破坏时未结合胆红素增加，使血中含量增高，由于未结合胆红素不能通过肾，尿中胆红素检查为阴性。 2. 肝细胞性黄疸：肝细胞损伤时其对胆红素的摄取、结合、排除功能均可能发生障碍。肝细胞坏死、肝细胞肿胀、毛细胆管受压，而在肿胀与坏死的肝细胞间弥散经血窦使胆红素进入血循环，导致血中结合胆红素升高，因其可溶于水并经肾排出，使尿胆红素试验呈阳性。 3. 阻塞性黄疸：胆汁淤积使肝胆管内压增高，导致毛细胆管破裂，结合胆红素不能排入肠道而逆流入血由尿中排出，尿胆红素检查呈阳性。由于胆汁排入肠道受阻，尿胆原、粪胆原均显著减少。
尿酸碱度	1. 尿 pH 降低：酸中毒、慢性肾小球肾炎、痛风、糖尿病等排酸增加；呼吸性酸中毒，因 CO_2 潴留等，尿多呈酸性。 2. 尿 pH 升高：频繁呕吐丢失胃酸、服用重碳酸盐、尿路感染、换氧过度及丢失 CO_2 过多的呼吸性碱中毒，尿呈碱性。 3. 尿液 pH 一般与细胞外液 pH 变化平行，但应注意：①低钾血症性碱中毒时，肾小管分泌 H^+ 增加，尿酸性增强；反之，高钾性酸中毒时，排 K^+ 增加，肾小管分泌 H^+ 减少，可呈碱性尿。②变形杆菌性尿路感染时，尿素分解成氨，呈碱性尿。③肾小管性酸中毒时，肾小管形成 H^+、排出 H^+ 及 H^+-Na^+ 交换能力下降，尽管体内为明显酸中毒，但尿 pH 呈相对偏碱性。
泌尿系结石	泌尿系结石是指在泌尿系统内因尿液浓缩沉淀形成颗粒或成块样聚集物，包括肾结石、输尿管结石、膀胱结石和尿路结石，为常见病，好发于青壮年。 尿结石病因较复杂，包括：①原因不明、机制不清的尿结石称为原发性尿结石。②微小细菌引起的尿结石，近年由芬兰科学家证明形成肾结石的原因是由自身能够形成矿物外壳的微小细菌。③代谢性尿结石，是由体内或肾内代谢紊乱而引起，如甲状腺功能亢进、特发性尿钙症引起尿钙增高、痛风的尿酸排泄增加、肾小管酸中毒时磷酸盐大量增加等。④继发性或感染性结石。主要为泌尿系统细菌感染，特别是能分解尿素的细菌如变形杆菌将尿素分解为游离氨使尿液碱化，促使磷酸盐、碳酸盐以菌团或脓块为核心而形成结石。 结石的成分主要有 6 种，按所占比例高低依次为草酸盐、磷酸盐、尿酸盐、碳酸盐、胱氨酸及黄嘌呤。多数结石混合两种或两种以上成分。因晶体占结石重量常超过 60%，临床常以晶体成分命名。
尿路感染的过筛检查	尿路感染的频度仅次于呼吸道感染，其中有 70% ~ 80% 因无症状而忽略不治，成为导致肾脏病的一个原因。无症状性尿路感染的发生率很高，18% 的妇女有潜在性尿路感染。 1. 氧化三苯四氮唑还原试验：当尿中细菌在 10^5 个/ml 时，本试验为阳性，肾盂肾炎的阳性为 68% ~ 94%。 2. 尿亚硝酸盐试验：当尿路感染的细菌有还原硝酸盐为亚硝酸盐的能力时，本试验呈阳性反应。大肠埃希菌属、枸橼酸杆菌属、变形杆菌属、假单胞菌属等皆有还原能力，肾盂肾炎的阳性率可达 69% ~ 80%。

便常规

（1）粪便理学检验

量	1. 粪便量随食物种类、进食量及消化器官的功能而异。 2. 食物以细粮及肉类为主者，粪便量较少。 3. 当胃肠、胰腺有病变或肠道功能紊乱时，粪便量及次数均可增加。
性状	1. 球形硬便：常见于习惯性便秘、老年排便无力。 2. 扁平带状便：多为食入矿物油，结肠紧张亢进，结肠、直肠、肛门狭窄、肿瘤等。 3. 细铅笔状便：多为肛裂、痔、直肠癌。 4. 乳凝块：提示婴儿对脂肪或酪蛋白消化不完全，引起婴儿腹泻。 5. 黏液便：见于肠壁受刺激或炎症时，如痢疾、肠套叠、结肠炎、回肠炎。 6. 黏液脓血便：多见于细菌性痢疾、阿米巴痢疾（酱色）、结肠肿瘤、肠结核、溃疡性结肠炎、慢性血吸虫病、大肠埃希菌性肠炎等。 7. 水样便：常见于食物中毒、婴幼儿腹泻、急性肠炎、急性肠道传染病。 8. 米泔样便：见于重症霍乱、副霍乱。 9. 冻状便：肠易激综合征（IBS）患者常于腹部绞痛后排出黏冻状、膜状或纽带状物，某些慢性细菌性痢疾患者也可排出类似的粪便。 10. 稀糊状或稀汁样便：见于急性胃肠炎、小儿肠炎、食物中毒等。
颜色	1. 鲜红色：直肠息肉、结肠癌、肛裂及痔疮等。 2. 黑色：上消化道出血（柏油样），服用药用炭、铋、铁剂等。 3. 灰白色：阻塞性黄疸、食入硫酸钡等。 4. 绿色：婴幼儿消化不良性腹泻、服用甘汞、食入大量菠菜等。 5. 淡黄色：食入牛奶、大黄、山道年、脂类等未被分解的粪胆素所致。
气味	1. 恶臭味：粪便恶臭且呈碱性反应时，未消化的蛋白质发生腐败所致。多见于患慢性肠炎、胰腺疾病、消化道大出血、结肠或直肠癌溃烂时。 2. 鱼腥臭味：阿米巴性肠炎。 3. 酸臭味：脂肪及糖类消化或吸收不良时。 4. 食肉后粪便的臭味：比素食强烈。
酸碱度	1. 多食肉后呈碱性，高度腐败时为强碱性。 2. 多食糖类及脂肪时呈酸性，异常发酵时为强酸性。 3. 细菌性痢疾、血吸虫病粪便呈碱性，pH 约 8.0。 4. 阿米巴痢疾及病毒性肠炎时粪便常呈酸性，pH 6.1~6.6。
结石	粪便中可见到胆石、胰石、粪石等。最重要且最多见的是胆石，常见于服用排石药物或碎石术之后，较大者肉眼可见，较小者需铜筛淘洗粪便。

（2）粪便显微镜检验

细胞	1. 白细胞 （1）肠道有炎症时增多，其数量多少与炎症轻重及部位有关。 （2）小肠炎症时白细胞数量不多（<15/HP），因细胞部分被消化而不易辨认。 （3）细菌性痢疾、溃疡性结肠炎出现大量白细胞，并可见到退化白细胞，还可见到边缘不完整或已破碎、核不清楚、成堆的脓细胞，亦可见到吞有异物的小巨噬细胞。 （4）过敏性肠炎、肠道寄生虫病（阿米巴痢疾或钩虫病）时粪便涂片染色还可见较多的嗜酸性粒细胞，可伴有夏科-莱登（Charcot-Leyden）结晶。 2. 红细胞 （1）正常粪便中无红细胞。肠道下段炎症或出血时可出现，如痢疾、溃疡性结肠炎、结肠癌、直肠息肉、急性血吸虫病等。 （2）细菌性痢疾时红细胞少于白细胞，多分散存在且形态正常，为草黄色、稍有折光性的圆盘状。 （3）阿米巴痢疾者红细胞多于白细胞，多成堆存在并有残碎现象。 3. 巨噬细胞：常见于细菌性痢疾、溃疡性结肠炎及直肠炎症。 4. 上皮细胞 （1）在肠道炎症时增加，如结肠炎、假膜性肠炎的肠黏膜小块中可见到成片上皮细胞。 （2）霍乱、副霍乱肠黏膜坏死等。 （3）坏死性肠炎、溃烂的肠癌、溃烂的性病性淋巴肉芽肿等。 5. 癌细胞：乙状结肠癌、直肠癌患者的血性粪便涂片染色，可见到成堆的癌细胞。
细菌	肠道致病菌的检查主要靠培养分离与鉴定。 粪便中细菌极多，占干重的1/3，多属正常菌群。健康婴幼儿粪便中主要有双歧杆菌、拟杆菌、肠杆菌、肠球菌、葡萄球菌等。成人粪便中以大肠埃希菌、厌氧菌和肠球菌为主要菌群，约占80%；产气杆菌、变形杆菌、铜绿假单胞菌等多为过路菌，不超过10%。芽孢菌（如梭状菌属）和酵母菌，总量不超过10%。粪便中菌量和菌谱平时处于相对稳定状态，并与宿主间保持着生态平衡。粪便中球菌（革兰阳性菌）和杆菌（革兰阴性菌）的比例大致为1∶10。①长期使用广谱抗生素、免疫抑制剂及慢性消耗性疾病的患者，粪便中球/杆菌比值变大。②革兰阴性杆菌严重减少，甚至消失，而葡萄球菌或真菌等明显增多，常提示有肠道菌群紊乱或二重感染。③在一定条件下，有些正常菌群的细菌也能致病，称为条件致病菌，如受凉或过度疲劳，抵抗力低下等。
结晶	1. 夏科-莱登结晶：常见于阿米巴痢疾、钩虫病及过敏性肠炎粪便中，同时可见到嗜酸性粒细胞。 2. 血结晶：见于胃肠道出血后的粪便内，不溶于氢氧化钾溶液，遇硝酸呈蓝色。 3. 脂肪酸结晶：多见于阻塞性黄疸，由于胆汁减少引起脂肪吸收不良。 4. 胆红素结晶：见于痢疾和乳儿粪便中。
寄生虫卵	从粪便中检查寄生虫卵，是诊断肠道寄生虫感染最常用的检验指标。常见的有：蛔虫、鞭虫、蛲虫、钩虫、华枝睾虫、血吸虫、姜片虫、绦虫等。
肠寄生原虫	原虫为单细胞生物，体积微小，但能独立完成维持生命活动的全部生理功能。医学原虫是指人体致病及非致病性原虫，有40余种。常见肠寄生原虫有：阿米巴、蓝氏甲第鞭毛虫、人毛滴虫、结肠小袋纤毛虫、隐孢子虫、人芽囊原虫。
植物细胞及植物纤维	为食物残渣，形态多样。植物细胞呈圆形、多角形、花边形等，无色或淡黄色。植物纤维为螺旋形或网络状结构。正常人粪便含有少量，增多时常见于肠蠕动亢进、腹泻等。

（3）粪便中寄生虫卵

蛔虫	蛔虫是人体最常见的寄生虫之一，寄生于小肠，可引起蛔虫病。成虫的危害：①掠夺营养影响吸收，致食欲缺乏、脐周疼痛、营养不良。儿童可引起发育障碍。②变应原作用，如荨麻疹、皮肤瘙痒、血管神经性水肿、结膜炎等。③常见的并发症，引起胆道蛔虫症、胰腺炎、阑尾炎、肠梗阻、肠穿孔等。
鞭虫	成虫寄生于人体盲肠，可引起鞭虫病。鞭虫对肠壁有机械性损伤和化学性刺激引起慢性炎症，形成肉芽肿等病变。严重感染者可出现头晕、腹泻、腹痛、消瘦及贫血等。
蛲虫	寄生于回盲部可引起蛲虫病。引起肛门及会阴部皮肤奇痒，患者抓痒往往引起继发感染。可出现烦躁不安、易怒、失眠、食欲减退、消瘦、夜间磨牙及夜惊等症状。
钩虫	寄生于人体的钩虫，主要是十二指肠钩口线虫，成虫寄生于宿主小肠，易引起皮炎，多见于足趾、手指间、脚背、手背等部位。肺部病变，可出现咳嗽、咳痰、畏寒、发热等全身症状，重者可致肺出血、咯血、干咳、哮喘等。消化道病变，出现恶心、呕吐、上腹不适及隐痛、腹泻等症状。
华支睾吸虫	华支睾吸虫又称肝吸虫，寄生于肝胆管内。成虫主要寄生在肝内Ⅱ级胆小管，可致管腔阻塞，引起胆汁淤积、胆管扩张，表现为阻塞性黄疸。肝胆管周围结缔组织增生，可致肝细胞坏死、萎缩、脂肪变，甚至纤维化而发生肝硬化。
血吸虫	我国主要的是日本血吸虫。血吸虫发育的不同阶段，尾蚴、童虫、成虫和虫卵均可对宿主引起不同的损害和复杂的免疫病理反应。常出现皮炎、发热、腹痛、腹泻、肝脾大及嗜酸性粒细胞增多。虫卵所致损害最为严重，沉着于肝、肠等组织中，形成虫卵肉芽肿，并导致纤维化。严重时还可发生上消化道出血及腹腔积液等。
姜片吸虫	姜片吸虫寄生在小肠内。轻度感染者，无明显表现，或有轻度腹痛、腹泻等症状；中度感染者，可表现为消化功能紊乱，导致营养不良、水肿，有时还可发生肠梗阻；重度感染者，可出现消瘦、贫血、腹腔积液、智力减退、发育障碍，甚至衰竭而致死。
绦虫	患者多无显著症状，部分可有腹部不适、恶心、饥饿时腹痛和腹泻等。囊尾蚴寄生在组织内引起炎症和占位性病变。可致癫痫发作、视网膜炎、脉络膜炎、视力障碍、眼球萎缩而失明。

（4）肠寄生原虫

阿米巴	阿米巴包括溶组织内阿米巴（又称痢疾阿米巴）、脆弱双核阿米巴和结肠内阿米巴等。临床最为常见、危害最大的是溶组织内阿米巴，寄生于结肠和其他组织内。①无症状带虫者：占90%以上，粪便中一般只能查到包囊。②肠阿米巴病：阿米巴痢疾、阿米巴肠炎、阿米巴脓肿及阿米巴性阑尾炎等，表现为典型的痢疾症状，常伴有腹痛和里急后重，粪便含脓血黏液，呈果酱状，腥臭明显。③肠外阿米巴病：阿米巴肝、肺、脑脓肿以及皮肤与泌尿生殖系统阿米巴病。肝脓肿多见，好发于右叶，表现有弛张热、肝大、肝区痛、消瘦和贫血等。
蓝氏贾第鞭毛虫	蓝氏贾第鞭毛虫寄生在人体十二指肠及胆囊，引起蓝氏贾第鞭毛虫病。临床可表现为腹痛、腹泻、腹胀、呕吐、发热和厌食等。典型患者常出现暴发性水泻，粪便无脓血，量大，带有恶臭，多含脂肪颗粒，急性期一般持续3~4天，儿童可持续数月。不及时治疗可发展为慢性，为周期性稀便。虫体寄生在胆道时可出现胆道感染症状。

人毛滴虫	人毛滴虫寄生于人体肠道内，多见于回盲部。一般不引起临床症状，有时可致腹泻。对婴儿和免疫力低下的成年人可引起滴虫性肠炎、胆道炎、腹膜炎以及肝脓肿、肺脓肿等。
结肠小袋纤毛虫	结肠小袋纤毛虫是人体最大的寄生原虫，寄生于人体结肠内，可破坏肠壁组织，引起小袋纤毛虫痢疾。结肠小袋纤毛虫分泌透明质酸酶，致肠黏膜脱落形成溃疡。患者表现为腹痛、腹泻和黏液血便。
隐孢子虫	隐孢子虫为小肠上皮细胞内寄生原虫，是人体重要的寄生孢子虫，与人类腹泻有关的隐孢子虫主要是微小隐孢子虫。免疫功能正常者感染后表现为急性水样腹泻，一般无脓血，多呈自限性病程。婴儿可出现喷射性水样泻、腹痛、腹胀、呕吐、食欲减退或厌食、发热。免疫功能缺陷者，病情严重，表现为持续性霍乱样水泻，一日数次至数十次，导致严重脱水、电解质紊乱和营养不良而死亡。本虫为艾滋病患者主要致死病因之一，因此本虫被列为艾滋病患者的重要检查项目。

脑脊液

（1）脑脊液一般检验

压力	1. 正常情况下：压力测定是脑脊液检查的必需项目。压力测定一定要在患者完全放松的情况下进行。正常情况下，因不同的穿刺部位和不同的体位，脑脊液压力测定值有所不同。成年人腰椎穿刺（腰穿）卧位为 0.59~1.77kPa（60~180mmH$_2$O），坐位为 3.43~3.92kPa（350~400mmH$_2$O）；小脑延髓池穿刺卧位为 0.79~0.98kPa（80~100 mmH$_2$O），坐位为 0；脑室穿刺卧位为 0.69~1.18kPa（70~120mmH$_2$O），坐位为 0 或负数。不同年龄的脑脊液压力有所区别，一般儿童脑脊液压力较成人低。对于腰穿的卧位压力，儿童为 0.49~0.98kPa（50~100mmH$_2$O），婴儿为 0.29~0.79kPa（30~80 mmH$_2$O），新生儿为 0.13~0.64kPa（13~65mmH$_2$O）。 2. 病理情况下 （1）颅内压增高。侧卧位腰穿脑脊液压力高于 1.96kPa（200mmH$_2$O）时为颅内压增高。导致颅内压增高有以下原因：脑组织水肿和肿胀、脑脊液循环通路梗阻、脑脊液分泌增加或吸收障碍造成的脑脊液增多、硬脑膜内体积增加、脑瘤组织增生、颅内静脉窦淤血或静脉窦血栓、颅内循环血液量增加、动脉压急剧增高、颅脑外伤、颅内感染、静脉滴入大剂量低张溶液、维生素 A 过多使脑脊液分泌增加、慢性低血钙时血-脑脊液屏障通透性增加。 （2）颅内压降低。侧卧位腰穿压力低于 0.59kPa（60mmH$_2$O）时称为颅内压降低，颅内压降低常见的原因：近期内反复多次腰穿，脑脊液大量丢失、持续脑室引流、脑脊液鼻漏、脉络丛分泌的反射性抑制、枕骨大孔下或椎管内梗阻、频繁的呕吐、腹泻、进食少或慢性消耗引起的脱水、颅内放射治疗、脊髓麻醉、颅内手术后、恶病质、全身性疾病使丘脑下部功能失调、腰穿前使用脱水药、胰岛素休克。

续　表

颜色	正常脑脊液为无色透明。病理情况下可出现红色、黄色、白色或灰白色、褐色或黑色、绿色。 1. 红色：主要由于穿刺损伤、蛛网膜下隙或脑室出血引起。 2. 黄色：可因出血、梗阻、淤滞、黄疸等引起黄变症，有很重要的临床意义。 （1）陈旧性蛛网膜下隙或脑室出血，由于红细胞缺乏蛋白质和脂类对膜稳定性的保护，很易破坏、溶解，出血4~8小时即可出现黄色。停止出血后这种黄色仍可持续3周左右。 （2）椎管梗阻如髓外肿瘤、格林巴利综合征，当脑脊液蛋白质量超过1.5g/L时，颜色变黄，其黄色程度与蛋白质含量呈正比，且梗阻的部位越低，黄变越明显。 （3）重症黄疸、黄疸型传染性肝炎、肝硬化、钩端螺旋体病、胆道梗阻、胆红素脑病、新生儿溶血性疾病时，由于脑脊液中胆红素增高，可呈黄染。如黄疸和血-脑脊液屏障通透性改变长期存在，甚至血清中低浓度的胆红素也可造成脑脊液的黄变症。 （4）化脓性脑膜炎、重症结核性脑膜炎时，因脑脊液蛋白质含量明显增加而呈淡黄色或黄色。 （5）当颅内静脉血液循环和脑脊液循环有淤滞时，红细胞从血管内渗出，脑脊液变黄。脑膜、大脑皮质和白质毛细血管淤滞时，脑脊液也可呈黄变。 3. 白色或灰白色：多因白细胞增多所致，常见于化脓性脑膜炎。 4. 褐色或黑色：常见于脑膜黑色素瘤及黑色素肉瘤等。 5. 绿色：见于铜绿假单胞菌性脑膜炎、急性肺炎链球菌性脑膜炎及甲型链球菌性脑膜炎等。
透明度	1. 病毒性脑炎、神经梅毒、轻型结核脑膜炎、脊髓灰质炎等脑脊液可呈透明外观。 2. 脑脊液中的细胞如超过$300×10^6$/L，则变为混浊。 3. 蛋白质含量增加或含有大量细菌、真菌等也可使其混浊。 4. 结核性脑膜炎常呈毛玻璃样微混。 5. 化脓性脑膜炎常呈明显脓样混浊。
薄膜或凝块	正常脑脊液放置24小时不形成薄膜，无凝块和沉淀。凡可能有纤维蛋白析出的脑脊液标本，临床上疑为结性脑膜炎时，应保留标本，最好静置24小时，观察有无凝块或薄膜形成。当脑脊液内蛋白质（包括纤维蛋白原）增至10g/L以上时，可出现薄膜或沉淀。化脓性脑膜炎往往在1~2h内形成薄膜、凝块或沉淀。结核性脑膜炎在12~24小时形成膜状物或纤细凝块，取此膜涂片查结核杆菌，阳性检出率高。神经梅毒可以出现小絮状凝块而不形成薄膜。蛛网膜下隙阻塞时，其远端部位的脑脊液因蛋白质含量高常呈黄色胶冻状。

（2）脑脊液细胞学检验

1）细胞计数

正常情况下	正常脑脊液中白细胞为（0～5）×10^6/L，主要是单核细胞，没有中性粒细胞。若白细胞超过 10×10^6/L，则有病理意义。
病理情况下	1. 中性粒细胞增多：主要见于脑膜炎症（特别是急性炎症的渗出期）、出血和脑挫伤等。患脑瘤时脑脊液一般不出现中性粒细胞。中枢神经系统或脑膜疾时（主要是感染性疾患），脑脊液白细胞增多。中性粒细胞占优势，常见于急性细菌性感染或慢性感染急性发作时；急性细菌性脑膜炎时，脑脊液中性粒细胞可达 90% 以上。淋巴细胞占优势，常见于急性病毒性感染、急性细菌性感染的恢复期、慢性细菌性或真菌性感染、梅毒螺旋体感染、肉芽肿和脑膜癌等。 2. 嗜酸性粒细胞增多：主要见于脑寄生虫病，如脑猪囊尾蚴病、棘球蚴病、血吸虫病、肺吸虫病、弓形虫病、旋毛虫病、棘球蚴病和锥虫病等，也可见于嗜酸性粒细胞增多症、嗜酸性粒细胞脑膜炎、淋巴瘤等。 3. 浆细胞和淋巴样细胞：浆细胞和淋巴样细胞只在病理性脑脊液中出现，其细胞质具有产生免疫球蛋白的功能。脑脊液中浆细胞和淋巴样细胞的出现，提示中枢神经系统有感染，特别是病毒感染。 4. 肿瘤细胞：出现在脑、脊髓或软脑膜恶性肿瘤，特别是肉瘤，如黑色素肉瘤或髓母细胞瘤（好发于儿童）。

2）各种脑膜炎的脑脊液细胞学检验

细菌性化脓性脑膜炎	第一期反应最为明显。在发病初期，由于细菌毒素作用，脑脊液细胞总数显著增多，一般为（500～20000）×10^6/L，尤其是脑膜炎双球菌性脑膜炎细胞总数增多最为明显。急性期中性粒细胞占绝对优势（90%～95%），淋巴细胞仅为 5%～10%。经治疗后病情有改善时，细胞总数迅速下降，特别是中性粒细胞急剧下降，免疫活性细胞和单核吞噬细胞相对或绝对增高。在细菌性脑膜炎的修复期，细胞总数明显下降，不再有中性粒细胞，此期可持续数周，淋巴细胞逐渐减少，单核吞噬细胞逐渐增多。
结核性脑膜炎	第二期反应最为明显。脑脊液细胞总数可升高，一般情况下不超过 500×10^6/L。大多数起病初期为中性粒细胞、淋巴细胞反应，其中中性粒细胞占优势（占 60%～70%，并非绝对优势）。中性粒细胞、淋巴细胞、激活淋巴细胞、单核细胞及浆细胞同时存在是结核性脑膜炎的特点，这种混合性细胞反应一般持续时间较长，短时间内常无明显变化。在亚急性期，经过适当治疗后，病情好转，中性粒细胞减少，以淋巴细胞及单核细胞为主。
病毒性脑膜炎	脑脊液细胞总数轻度升高，细胞计数多为（50～500）×10^6/L，以淋巴细胞和浆细胞为主，但在疾病的早期可出现短暂的中性粒细胞占优势。
真菌性脑膜炎	以新型隐球菌性脑膜炎常见，脑脊液细胞总数可轻度升高，细胞反应为混合性细胞反应，多数病例早期以中性粒细胞占优势，后期以淋巴细胞占优势。
寄生虫脑病	脑脊液细胞总数可正常或轻度增加，一般不超过 100×10^6/L，以淋巴细胞占优势，极少数处于急性期的患者可以是中性粒细胞占优势，有时可见浆细胞。寄生虫脑病的特点是嗜酸性粒细胞增多。
中枢神经系统肿瘤	脑脊液细胞总数可正常或轻度增高，以淋巴细胞为主，有时可见肿瘤细胞。
脑室、蛛网膜下隙出血及出血性脑炎	可出现均匀性的血性脑脊液，除血细胞大量增加外，在脑脊液中也可出现外周血中的各种血细胞，其中大多以中性粒细胞为主。

（3）脑脊液化学检验

蛋白质		正常生理状况下，脑脊液蛋白定性检查为阴性，蛋白质增多见于以下情况。 1. 椎管梗阻：脊髓压迫症，如脊髓肿瘤、肉芽肿、硬膜外脓肿、粘连性脊髓蛛网膜炎、脊椎结核、椎间盘脱出等，可造成椎管部分或完全梗阻，使脑与脊髓蛛网膜下隙互不相通，血浆由脊髓中的静脉渗出，脑脊液蛋白增多最显著，有时可达 $30.0 \sim 50.0g/L$。 2. 颅内占位性病变：如脑瘤、脑脓肿、脑肉芽肿、颅内血肿等，导致脑脊液蛋白增多，尤其是脑室附近和小脑桥脑角肿瘤时增多更明显。 3. 脑膜和脉络丛毛细血管通透性增高：脑脊液蛋白增多提示血-脑脊液屏障的破坏，常见于脑膜炎、蛛网膜炎、脑脓肿、麻痹性痴呆、脑猪囊尾蚴病等中枢神经系统感染。 4. 血性脑脊液：脑血管畸形或动脉瘤破裂、高血压、脑动脉硬化症、风湿性或结核性脉管炎、大动脉炎、急性白血病、血小板减少性紫癜、血友病、系统性红斑狼疮等，引起脑出血或蛛网膜下隙出血时，血性脑脊液可使蛋白含量增高，可高达 $20g/L$。 5. 神经根病变：急性感染多发性神经根神经炎时，出现蛋白细胞分离现象，在发病 $2 \sim 3$ 周达高峰。腰骶神经根病时，由于神经根的刺激，脑脊液蛋白也可增多。 6. 退行性变：脑软化时因有异化脑组织的存在，脑脊液蛋白增高，尤其是软化灶累及脑室系统或大脑皮质时，增高更为显著。 7. 代谢障碍：尿毒症、黏液水肿、糖尿病、Addison 病等，特别是伴有神经系统并发症时，脑脊液蛋白增多。 8. 血浆蛋白的改变：肝硬化、结节病、结缔组织疾病、淋巴肉芽肿时，血和脑脊液中 γ 球蛋白增多。 9. 脊髓麻醉：腰麻后由于药物的刺激，也可引起脑脊液蛋白增多。
葡萄糖	增多	1. 脑或蛛网膜下隙出血：因血液进入脑脊液，损害丘脑下部，影响糖类代谢。 2. 丘脑下部损害：急性颅脑外伤、一氧化碳中毒、缺氧性脑病、感染中毒性脑病、脑炎、脑出血（尤其是脑室出血）、弥漫性脑软化等。 3. 急性颅脑外伤和中毒等影响脑干。 4. 糖尿病或静脉注射葡萄糖后、精神分裂症等。 5. 早产儿和新生儿。
	减少	1. 脑部细菌性或真菌性感染：急性化脓性脑膜炎、结核性脑膜炎、隐球菌性脑膜炎。 2. 脑寄生虫病：脑猪囊尾蚴病、锥虫病、血吸虫病、肺吸虫病、弓形虫病等。 3. 脑膜肿瘤：弥散性脑膜肿瘤浸润时减低，甚至消失。 4. 低血糖：低血糖昏迷、胰岛素过量。 5. 神经梅毒：梅毒性脑膜炎和麻痹性痴呆。
氯化物	增多	尿毒症、肾功能不全、过度换气而致的碱中毒、氯化物摄入过量等。
	减少	1. 脑部细菌性感染：化脓性脑膜炎、隐球菌性脑膜炎、尤以结核性脑膜炎时最明显。 2. 低氯血症（呕吐、脱水等）、肾病性水肿、严重糖尿病、Addison 病。 3. 病毒性脑炎和脑肿瘤时无显著变化。 4. 脑脊液中氯化物含量低于 $85mmol/L$，可导致呼吸中枢抑制出现呼吸停止。

浆膜腔积液

（1）浆膜腔积液理学检验

正常胸膜液、心包积液、腹膜液为清亮、淡黄色液体，胸膜液一般小于30ml，心包积液小于50ml，腹膜液少于100ml，当发生病理改变时，其浆膜腔内液体的量、外观和成分也会发生相应的变化。

人体的胸腔、腹腔、关节腔等统称为浆膜腔。正常情况下腔内含有少量起润滑作用的液体。当病理情况时腔内液体增多，发生积液，称为浆膜腔积液。按积液的性质分为漏出液和渗出液。渗出液多为炎症性因素所致，漏出液多为单纯血液循环障碍引起。渗出液与漏出液鉴别见下表。

漏出液与渗出液的区别

项目	漏出液	渗出液
外观	草黄色、淡黄色、清晰	草黄色或脓性或血色，清晰或混浊
比重	<1.018	>1.018（多数>1.020）
Rivalta 试验	阴性	阳性
细胞总数	<100×10^6/L	>500×10^6/L（腹腔积液） >1000×10^6/L（胸腔积液）
蛋白总量	<30g/L	>30g/L
积液蛋白量/血浆蛋白量	<0.5	>0.5
凝固性	不能自凝	可自凝
葡萄糖	和血糖基本相同	低于血糖，类风湿性<1.67mmol/L，化脓性<1.11mmol/L，结核性：1.67~3.33mmol/L，肿瘤性<3.33mmol/L
乳酸脱氢酶（LDH）	<200U/L	>200U/L，胸腔积液中 LDH/血浆中 LDH>0.6，如>500U/L 提示癌性
腺苷脱氨酶（ADA）	阴性	感染、结核>45U/L，肿瘤<40U/L
淀粉酶	胸液中含量高于血清中含量	>500U/L 并且胸腔积液中/血浆中>2，约10%为癌性
pH	>7.3	6.8~7.3
细菌	阴性	可培养出相应致病菌
特殊蛋白	无	SLE、类风湿等 C3、C4 水平降低
癌胚抗原（CEA）	阴性	癌性升高并胸腔积液的 CEA>血清的 CEA

（2）浆膜腔积液化学检验

浆膜腔积液化学检查的测定方法一般与血清相同，但需离心沉淀后取上清液进行，且常需与血清中有关项目同时测定，如总蛋白、葡萄糖和淀粉酶等。

1）总蛋白

总蛋白是鉴别渗出液和漏出液最有价值的试验。渗出液总蛋白常>30g/L。如果标本浓度大，可用等渗生理盐水稀释渗出物。

2）葡萄糖

生理性浆膜腔液中葡萄糖含量与血清相似，如出现积液中葡萄糖降低，即积液中葡萄糖<3.33mmol/L 或积液中葡萄糖含量与血中含量的比值<0.5，一般见于下列疾病：风湿性积液或积脓、恶性肿瘤性积液、结核性积液、狼疮性积液或食管破裂。葡萄糖含量最低的积液分别是风湿性积液或积脓，有时在积液中检测不出葡萄糖。在细菌感染性积液时，因细菌利用葡萄糖而使之减少。结核性积液、狼疮性积液和恶性肿瘤性积液中，葡萄糖含量也可降低，但其含量一般在 1.67~3.06mmol/L。

3）pH 值

浆膜腔积液 pH 常≥7.3，如胸腔积液的 pH<7.3 而血液的 pH 正常，则其诊断意义同胸腔积液中葡萄糖含量下降的诊断意义基本一致。正常生理状态下，胸腔液的pH 在 7.6 左右，这主要靠胸膜和血液间的碳酸氢盐浓度梯度来维持。如积液 pH<7.3，表明浆膜腔液中有氢离子的堆积。漏出液的 pH 常在 7.40~7.55，大多数渗出液的 pH 常在 7.35~7.45。胸腔积液酸中毒最常见于食管破裂，胃液进入胸膜腔可使胸腔积液 pH 明显降低，且大多发生于 24 小时后，pH 常在 6.0 左右。积脓和风湿性胸腔积液 pH 也常降低。结核性积液、狼疮性积液或肿瘤渗出物 pH 也可≤7.2，但发生率较低。

4）氯化物

浆膜腔积液如果细菌和白细胞存在，可以利用氯化物，此时氯化物水平将在血清水平以下。

5）脂类

如果奶状积液在离心后仍呈混浊状（除含有大量的白细胞外），就要对其中的三酰甘油含量进行测定。如三酰甘油含量>0.12mmol/L，则诊断为乳糜胸；如三酰甘油含量<0.055mmol/L，则可排除乳糜胸；如在两值之间，则为可疑。胆固醇含量测定对胆固醇性浆膜腔积液具有诊断意义，此时胆固醇含量大幅提高。

6）乳酸脱氢酶（LDH）

LDH 在肺炎、风湿性胸腔积液及肺吸虫引起的胸腔积液中明显升高。但 LDH 的同工酶对渗出液并不具有诊断意义，因为大多数恶性肿瘤性积液和所有的非肿瘤性渗出液中 LDH 的总活性都升高，且 LDH_4 和 LDH_5 所占百分比要比血清中高。

7）腺苷脱氨酶（ADA）

此酶属腺苷分解酶，它催化腺苷，水解成次黄嘌呤苷和氨，在淋巴细胞的分化、单核-巨噬细胞的成熟中均发挥重要作用。结核性浆膜腔积液、风湿性积液或积脓时，积液中 ADA 的活性明显高于外周血中 ADA 活性。其他浆膜腔积液，包括恶性肿瘤性积液、狼疮性积液，其中的 ADA 活性同血中的 ADA 活性基本相同。此外，结核性积液、风湿性积液及积脓中 ADA 活性明显高于其他渗出液中的活性，以积液中 ADA 活性>50U/L 为限，可将结核性胸腔积液与恶性肿瘤性胸腔积液区分开，但不能将结核性积液与风湿性积液、狼疮性积液区分开，故 ADA 活性测定对结核性积液的诊断有重要参考价值。

（3）浆膜腔积液显微镜检验

1）细胞计数

细胞计数同脑脊液，应把全部有核细胞（包括间皮细胞）都计入。

【临床评价】

漏出液中细胞少，常不超过 $100×10^6/L$，如果超过 $500×10^6/L$ 多为渗出液。化脓性渗出液，细胞数常高于 $1000×10^6/L$，结核性与癌性积液中通常超过 $200×10^6/L$。

2）白细胞分类计数

浆膜腔积液沉淀物涂片经瑞氏染色后进行分类。漏出液中细胞较少，以淋巴细胞及间皮细胞为主。渗出液则细胞较多，因病因不同，出现多种细胞。

【临床评价】

中性分叶核粒细胞（neutrophilic granulocyte，N）：常见于化脓性渗出液，细胞总数也常超过 $1000×10^6/L$。在结核性浆膜腔炎早期的渗出液中，也可见以中性粒细胞增多为主。

淋巴细胞（lymphocytes，L）：主要是慢性炎症，如结核、梅毒、肿瘤或结缔组织病所致的渗出液。有条件的可同时测定胸腔积液及外周血中 T 淋巴细胞，如胸腔积液中 T 淋巴细胞增多，外周血中 T 淋巴细胞减少，且两者之比大于 1 时，可提示为肿瘤、结核、结缔组织疾病等特异性胸（腹）腔积液。慢性淋巴细胞白血病、乳糜性胸腔积液淋巴细胞亦增多。

嗜酸性粒细胞（eosinophil，E）：常见于变态反应和寄生虫病所致的渗出液。多次反复穿刺刺激、人工气胸、手术后积液、结核性渗出液的吸收期、系统性红斑狼疮、充血性心力衰竭、肺梗死、霍奇金病、间皮瘤等，积液中嗜酸性粒细胞亦增多。

3）红细胞计数（red blood cell count，RBC）

因穿刺时往往都有损伤，所以任何积液中均可能有少量红细胞。大量红细胞出现可见于出血性渗出液、恶性肿瘤、肺栓塞、结核病等。

4）胆固醇结晶（cholesterol crystallize）

可见于陈旧性胸腔积液中脂肪变性及胆固醇性胸膜炎的胸腔积液中。浆膜腔出血后可见到含铁血黄素颗粒。

5）寄生虫（parasite）

可将乳糜样浆膜腔积液离心沉淀后，沉淀物倒在玻片上检查有无微丝蚴。棘球蚴病患者胸腔积液可以查出棘球蚴的头节和小钩。阿米巴病患者的积液中可以找到阿米巴滋养体。

4.2 临床化学检验

蛋白质

总蛋白	升高	1. 各种原因失水所致的血液浓缩：如呕吐、腹泻、烧伤、糖尿病酮症酸中毒、急性传染病、急腹症等。 2. 单核-吞噬细胞系统疾病：如多发性骨髓瘤、原发性巨球蛋白血症、单核细胞白血病等。 3. 风湿性疾病：如系统性红斑狼疮、多发性硬化。 4. 慢性传染病：如结核、梅毒等。
	降低	1. 各种原因引起的血清蛋白丢失或摄入不足：如肾病综合征、营养不良、消耗增加。 2. 蛋白质合成障碍：如肝脏疾病。
白蛋白	升高	常见于严重失水，血浆浓缩所致。
	降低	1. 合成不足：主要由于肝脏合成清蛋白功能障碍。 2. 丢失过多：腹腔积液形成时清蛋白的丢失和肾病时尿液中的丢失；急性大量出血或严重烧伤时血浆大量丢失。
球蛋白	升高	1. 炎症反应：如结核病、疟疾、黑热病、血吸虫病、麻风病等。 2. 自身免疫性疾病：如系统性红斑狼疮、硬皮病、风湿热、类风湿关节炎、肝硬化等。 3. 骨髓瘤和淋巴瘤：此时 γ 球蛋白可增至 20~50g/L。
	降低	先天性或后天获得性免疫缺陷、长期使用肾上腺皮质激素制剂（免疫抑制剂）。

【血清蛋白电泳】

急性肝炎、慢性肝炎：急性肝炎早期或病变较轻时，血清蛋白电泳无显著变化，病情加重后可见总蛋白、清蛋白、α_2 球蛋白、β 球蛋白减少，γ 球蛋白增高，随病情好转清蛋白、α_2 球蛋白、β 球蛋白可逐渐恢复至正常，而 γ 球蛋白仍维持较高水平。慢性肝炎时清蛋白、β 球蛋白降低，γ 球蛋白明显增高，清蛋白与球蛋白的比值（A/G）下降，并较急性肝炎时严重，其严重程度与病情发展成正比。

肝硬化、肝癌：肝硬化时清蛋白下降，β 球蛋白、γ 球蛋白增加更明显，可出现 β 与 γ 难分而连续的"β-γ 桥"。肝癌基本情况与肝硬化相似，所不同的是：①α_1 球蛋白、α_2 球蛋白增加。②有时可在清蛋白与 α_1 球蛋白之间出现一条新的区带，即甲胎蛋白区带。

肝外疾病：①肾病综合征，清蛋白减少，α_2 球蛋白、β 球蛋白增加；②多发性骨髓瘤，β 球蛋白、γ 球蛋白增高，并可在 β 球蛋白、γ 球蛋白之间或 γ 球蛋白处出现一条新的蛋白区带，即 M 蛋白区带；③系统性红斑狼疮，出现类似肝脏病变的情况，如清蛋白减少、γ 球蛋白增高。

糖及其代谢物

（1）血糖：血糖升高是目前诊断糖尿病的主要依据，血糖测定又是判断糖尿病病情和控制情况的主要指标，6.0mmol/L≤血糖<7.0mmol/L 为空腹血糖过高，血糖≥7.0mmol/L 考虑为糖尿病（需另一天再次证实）。

（2）糖耐量

1）餐后 2 小时的血糖值<7.8mmol/L 为正常，7.8~11.1mmol/L 为糖耐量减低，≥11.1mmol/L 考虑为糖尿病（需另一天再次证实）。

2）糖尿病的诊断标准：症状+随机血糖≥11.1mmol/L，或空腹血糖≥7.0mmol/L，或糖耐量 2 小时的血糖≥11.1mmol/L。症状不典型者需另一天再次证实。

（3）糖化血红蛋白

糖化血红蛋白（GHb）是在红细胞生存期（120 天）内，HbA_1 与血中己糖（主要为葡萄糖）缓慢、连续的非酶促反应产物，为 HbA 合成后化学修饰的产物（HbA_3），在血红蛋白电泳中为快动组分。①GHb 用于评定糖尿病的控制程度，当糖尿病控制不佳时，GHb 浓度可高至正常 2 倍以上。由于 GHb 的合成速率与红细胞所处环境中糖的浓度成正比，GHb 所占比率反映测定前 1~2 个月内平均血糖水平，对胰岛素依赖性糖尿病和妊娠糖尿病的治疗有监控作用。但在调整胰岛素剂量上，仍不能取代血糖和尿糖的监测。②GHb 测定可协助判断预后，据报告糖尿病合并视网膜病的患者，其 GHb 为 8%~10%，表示病变为中等程度，可用激光进行治疗，若>10%，则为严重病损，预后差。

脂　　类

胆固醇（Cho）	增高	见于脂肪肝、肝脏肿瘤等，后者因其压迫胆管可使胆固醇随胆汁排出的量少，血清中量增高。肝外疾患如甲状腺功能减退、严重糖尿病、动脉粥样硬化、肾病综合征等也可见 Cho 增高。妊娠中后期 Cho 升高。家族性高胆固醇血症时，Cho 可见显著升高。
	降低	常见于严重肝实质性病变，如急性重型肝炎、肝硬化，这是因为肝脏合成 Cho 减少。某些肝外疾患如甲状腺功能亢进、恶性贫血、溶血性贫血感染和营养不足也可见 Cho 降低。
三酰甘油（TG）	增高	TG 是最常用的高脂血症筛查指标。TG 升高常见于糖尿病、肾病综合征、脂肪肝及其他肝病、SLE、胰腺炎、糖原累积病等。妊娠中后期 TG 升高。先天性脂蛋白脂肪酶缺陷时 TG 异常升高。
	降低	见于甲状腺功能低下、肾上腺皮质功能降低和肝功能严重低下。

血清酶

丙氨酸氨基转移酶（ALT）	又称谷丙转氨酶（GPT），增高见于急性肝炎、慢性肝炎、肝硬化、胆石症、肝坏死、肝癌、胆管炎、胆囊炎、心肌梗死、心力衰竭、心肌炎、多发性肌炎，以及酒精、化学毒物、药物等因素致肝损害。
天门冬氨酸氨基转移酶（AST）	又称谷草转氨酶（GOT），在心肌细胞内含量较多，当心肌梗死时，血清中 AST 活力增高，发病后 6~12 小时显著增高，48 小时达到高峰，一般在 3~5 天恢复正常。血清中 AST 也可来源于肝细胞，各种肝病可引起血清 AST 的升高，有时可达 1200U，中毒性肝炎还可更高。肌炎、胸膜炎、肾炎及肺炎等也可引起血清 AST 的轻度增高。
碱性磷酸酶（ALP）	ALP 测定常作为肝胆疾病和骨骼疾病的临床辅助诊断的指标。增高可见于以下情况。 1. 肝胆疾病：阻塞性黄疸、急性或慢性黄疸型肝炎、肝癌等。 2. 骨骼疾病：由于骨的损伤或疾病使成骨细胞内所含高浓度的碱性磷酸酶释放入血液中，引起血清碱性磷酸酶活力增高，如纤维性骨炎、成骨不全症、佝偻病、骨软化病、骨转移癌和骨折修复愈合期等。
淀粉酶（AMS）	1. 增高：急性胰腺炎、流行性腮腺炎，血和尿中淀粉酶（AMS）显著升高。 2. 减低：正常人血清中的 AMS 主要由肝脏产生，故血、尿 AMS 减低见于某些肝硬化、肝炎等肝病。当肾功能严重障碍时，血清 AMS 可增高，而尿 AMS 降低。
脂肪酶（LPS）	血清脂肪酶增高常见于急性胰腺炎及胰腺癌，偶见于慢性胰腺炎。急性胰腺炎时血清淀粉酶增高的时间较短，而血清 LPS 升高可持续 10~15 天。
酸性磷酸酶（ACP）	前列腺癌，特别是有转移时，血清酸性磷酸酶可明显增高。溶血性疾病、变形性骨炎、急性尿潴留及近期做过直肠检查者，此酶亦可轻度增高。
乳酸脱氢酶（LDH）	LDH 增高见于肝炎、心肌梗死、肺梗死、某些恶性肿瘤、白血病、肾病综合征、休克、溶血性贫血等病症。某些肿瘤转移引起的腹腔积液中乳酸脱氢酶活力往往升高。常用于心肌梗死、肝病和某些恶性肿瘤的临床诊断。
γ-谷氨酰转移酶（GGT）	1. 轻度和中度增高者为传染性肝炎、肝硬化、胰腺炎等。 2. 明显增高者如原发性或继发性肝癌、肝阻塞性黄疸、胆汁性肝硬化、胆管炎、胰头癌、肝外胆管癌等。在诊断恶性肿瘤患者有无肝转移和肝癌术后有无复发时，阳性检验率可达 90%。 3. 嗜酒或长期接受某些药物如苯巴比妥、苯妥英钠等，血清 GGT 活性常升高，口服避孕药会使 GGT 值增高 20%。但是，GGT 作为肝癌标志物的特异性不高，急性肝炎、慢性肝炎活动期、阻塞性黄疸、胆道感染、胆石症、急性胰腺炎时都可以升高。
肌酸磷酸激酶（CPK）	1. 心脏疾病：此酶是继 ALT、AST 后至今临床上最重要的酶，特别是在诊断心肌梗死上有较高价值。 2. 骨骼肌损伤，肌内注射某些药物如青霉素、氯丙嗪，以及进行一些心脏疾病治疗如心导管、电复律，均可引起肌酸磷酸激酶活力升高。 3. 连续观察肌酸磷酸激酶动态变化，根据一些常数进行公式计算，可推测心肌梗死的大小，从而有助于判断患者预后。 4. 病毒性心肌炎、肌肉疾病、脑疾病等出现增高。

无机元素

钾	低钾血症	摄取不足、丢失过度或葡萄糖与胰岛素同时使用、周期性瘫痪和碱中毒等导致的钾过多转入细胞内。
	高钾血症	摄入过多、排泄困难、细胞内钾大量释出或细胞外液因失水或休克而浓缩导致的血钾增高。
钠	低钠血症	见于摄取不足、胃肠道失钠失水、肾失钠失水、局部失钠失水或细胞代谢障碍。
	高钠血症	见于摄入水过少、排尿过多、高热及大汗或甲状腺功能亢进时皮肤大量失水、肾小管对钠的重吸收增加、摄入食盐过多或应用高渗盐水过多。
氯	低氯血症	见于摄入不足、丢失过多、转移过多、摄入水过多、肾上腺皮质功能减退、呼吸性酸中毒。
	高氯血症	见于低蛋白血症、脱水、肾衰竭导致的高氯性代谢性酸中毒、肾上腺皮质功能亢进、呼吸性碱中毒、摄入过多。
钙	低钙血症	见于摄入不足和吸收不良、需要增加、吸收减少、肾脏疾病、坏死性胰腺炎。
	高钙血症	见于摄入钙过多、服用维生素 D 过多、骨病、肿瘤、长期制动（失用或固定）引起骨脱钙、原发性或假性甲状旁腺功能亢进。
磷	血清无机磷增高	1. 甲状旁腺功能减退由于激素分泌减少，使肾小管对磷的重吸收失去控制而增强吸收，因而使血磷增高。 2. 假性甲状旁腺功能减退也伴有血清磷增高。 3. 维生素 D 过多症，维生素 D 促进肠道吸收钙、磷，血清钙、磷均可增高。 4. 肾功能不全或肾衰竭，尿毒症或慢性肾炎晚期等磷酸盐排泄障碍，而使血磷滞留。 5. 多发性骨髓瘤血磷可轻度增高。 6. 骨折愈合期。
	血清无机磷减低	1. 甲状旁腺功能亢进：肾小管重吸收磷受抑制而减弱，尿磷排泄增多，血磷常见减低，可低至 0.81mmol/L 以下。 2. 维生素 D 缺乏病或软骨病：由于维生素 D 吸收不足或缺少日光照射，伴有继发性甲状旁腺增生，使尿磷排泄增多而血磷减低。 3. 糖利用增加：连续静脉注射葡萄糖，同时注射胰岛素的治疗措施，或患胰腺癌伴有胰岛素过多症，使糖的利用增加。糖代谢必须经过磷酸化作用，需用大量无机磷酸盐，而使血磷下降。 4. 肾小管变性病变：肾小管重吸收功能发生障碍，使尿中丢失大量无机磷，血磷偏低，如 Fanconi 综合征。 5. 乳糜泻等：肠内有多量脂肪存在，抑制钙、磷的吸收，使血磷减低。

续 表

镁	血清镁增高	1. 肾脏疾病：凡影响肾小球滤过率者均可使血清镁滞留而增高，如慢性肾炎少尿期、尿毒症、急性或慢性肾衰竭等。 2. 内分泌疾病：如甲状腺功能减退（黏液性水肿）、甲状旁腺功能减退、艾迪生病、未治疗的糖尿病昏迷（治疗后迅速下降）。 3. 治疗措施不当：凡用镁制剂治疗不当引起中毒者。 4. 其他疾病：如多发性骨髓瘤、严重脱水症、关节炎、急性病毒性肝炎、阿米巴肝脓肿、草酸中毒等。
	血清镁降低	1. 消化道丢失：长期禁食、吸收不良或长期丢失胃肠液者，如慢性腹泻、吸收不良综合征、手术后的肠道瘘管或胆道瘘管、乙醇（酒精）中毒严重呕吐者等。 2. 内分泌疾病：甲状腺功能亢进、甲状旁腺功能亢进、糖尿病酸中毒纠正后、原发性醛固酮增多症以及长期使用皮质激素治疗后，均使尿镁排泄增加。 3. 治疗措施不当：用氯噻嗪等排钾利尿剂治疗者，未及时补充镁。长期静脉滴注无镁补液。 4. 其他疾病：急性胰腺炎在胰腺周围可形成镁皂；晚期肝硬化，可继发醛固酮增多症，加之腹腔积液利尿，低清蛋白血症能使镁结合量减少；急性心肌梗死、急性乙醇中毒以及新生儿肝炎、婴儿肠切除后等。

微量元素

铜	增高	见于肝胆系统疾病、风湿性疾病和其他如贫血、甲状腺功能亢进、各种感染、心肌梗死、妊娠妇女等。
	降低	见于肝豆状核变性、肾病综合征、烧伤、营养不良等。
锌	增高	常为工业污染引起的急性锌中毒。
	降低	见于乙醇中毒性肝硬化、肺癌、心肌梗死、慢性感染、胃肠吸收障碍、肾病综合征及部分慢性肾衰竭患者。少儿缺锌可出现食欲缺乏、嗜睡、发育停滞和性成熟延缓等现象。
铁	增高	1. 红细胞破坏增多，如溶血性贫血。 2. 红细胞再生或成熟障碍性疾病，如再生障碍性贫血、巨幼红细胞性贫血等。 3. 铁的利用率减低，如铅中毒或维生素 B_6 缺乏引起的造血功能减退。 4. 贮存铁释放增加，如急性肝细胞损害、坏死性肝炎等，从受损的肝细胞释出贮存铁及铁蛋白。 5. 铁的吸收率增加，如血红蛋白沉着症、含铁血黄素沉着症、反复输血治疗或肌内注射铁剂引起急性中毒症等。

	降低	1. 机体摄取不足，如营养不良、胃肠道病变、消化性溃疡、慢性腹泻等，引起摄入量不足和吸收量不足，导致缺铁性贫血，血清铁可低于 $8.9\mu mol/L$。 2. 机体失铁增加，如失血，包括大量的隐性失血，特别是肾炎、肾结核、阴道出血、溃疡病、泌尿生殖道和胃肠道的出血。 3. 体内铁的需要量增加又未及时补充，如妊娠、婴儿生长期等也有血清铁减少的倾向。 4. 体内贮存铁释放减少，如急性和慢性感染、尿毒症、恶病质等均可引起单核巨噬细胞系统的铁释出减少。 5. 某些药物治疗，如促肾上腺皮质激素或肾上腺皮质激素治疗时亦可引起血清铁减少。
血清总铁结合力	增高	1. 慢性缺铁，如缺铁性贫血，促使运铁蛋白的合成增加。 2. 单核巨噬细胞系统急性损害，如肝细胞的坏死使得铁蛋白释出增加。
	降低	1. 运铁蛋白的丢失如肾病、尿毒症等。 2. 运铁蛋白的合成不足如遗传性运铁蛋白缺乏症。 3. 铁蛋白缺少见于肝硬化、血红蛋白沉着症等。
硒	增高	见于硒中毒。
	降低	见于克山病、大骨节病、糖尿病、动脉粥样硬化、急性心肌梗死、肝硬化、支气管哮喘、甲状腺癌。
	检查适应证	1. 有大量硒存在的环境下工作。 2. 可疑摄取不足。 3. 监控硒缺乏症的治疗。

肝功能

反映肝实质损害的指标	丙氨酸氨基转移酶（ALT）	肝炎、药物中毒、阻塞性黄疸、肝硬化、胆管炎、胆管瘤都有异常偏高。
	天冬氨酸氨基转移酶（AST）	各种肝病、心肌梗死早期、肝细胞坏死变性、肝硬化、肝癌都异常偏高。
反映胆红素代谢及胆汁淤积的指标	总胆红素（TBil）	急性黄疸型肝炎、活动性肝炎、肝坏死、肝癌、胰头癌都异常偏高。
	直接胆红素	结石病、肝癌、胰头癌等都会偏高。
	间接胆红素	溶血性贫血、血型不合输血反应、新生儿黄疸、疟疾都有异常偏高。
	γ-谷氨酰转移酶（GGT）	原发性或转移性肝癌、胆道感染、肝硬化、心肌梗死都异常偏高。

续　表

	碱性磷酸酶（ALP）	阻塞性黄疸、急慢性黄疸型肝炎、肝癌都有异常偏高。
	胆汁酸（TBA）	是肝排泄的主要有机阴离子，其代谢情况主要受肝脏控制，当肝功能损害时，其升高往往比胆红素早而明显，因此能更敏感地反映肝损害。
	5-核酶	活力增高主要见于肝胆系统疾病，如阻塞性黄疸，原发性及继发性肝癌等，且通常其活力变化与ALP的活力变化相平行。
反映肝脏合成功能的指标	白蛋白（清蛋白）	总蛋白和球蛋白增高、白蛋白正常或低或高提示肝硬化、肝损害。
	前白蛋白	对早期发现重症肝炎及慢性肝损害有一定意义，病愈重值愈低。
	胆碱酯酶	肝实质性损害如急性肝炎、慢性肝炎、肝硬化、肝性脑病、肝癌等时降低。
反映肝纤维化的指标	Ⅲ型前胶原（PⅢP）、Ⅳ型胶原透明质酸（HA）、层连蛋白（LN）	协助诊断肝纤维化和早期肝硬化。
	单氨氧化酶	协助诊断肝纤维化。
肝脏凝血功能的检测指标	凝血酶原时间（PT）	急性肝炎及轻型慢性肝炎PT正常，严重肝细胞坏死及肝硬化患者PT明显延长。PT是反映肝细胞损害程度及判断预后较敏感的指标。

肾功能

	内生肌酐清除率	1. 判断肾小球滤过功能的敏感指标。 2. 初步评估肾功能的损害程度。 3. 指导治疗。 4. 慢性肾炎临床分型的参考。
肾小球滤过功能	菊粉清除率（Cin）	急性肾小球肾炎、急性肾衰竭、心力衰竭时其Cin显著降低；慢性肾炎、肾动脉硬化、高血压晚期等可有不同程度的降低。
	尿素氮	增高：急慢性肾炎、重症肾盂肾炎、各种原因所致的急慢性肾功能障碍、心力衰竭、休克、大量内出血、烧伤、失水、肾上腺皮质功能减退症、前列腺肥大、慢性尿路梗阻等。
	肌酐	增加：肾衰竭、尿毒症、心力衰竭、巨人症、肢端肥大症、水杨酸盐类治疗等。 减少：进行性肌萎缩、白血病、贫血等。
	尿酸	增加：痛风、急慢性白血病、多发性骨髓瘤、恶性贫血、肾衰竭、肝衰竭、红细胞增多症、妊娠反应、剧烈活动及高脂肪餐后等。

肾小管功能	酚红（酚磺酞）（PSP）排泄试验	肾小管功能损害 50% 时，开始表现有 PSP 排泄率的下降。 降低：慢性肾小球肾炎、慢性肾盂肾炎、肾血管硬化症、范可尼综合征、心力衰竭、休克、重度水肿、妊娠后期、尿路梗阻、膀胱排尿功能不全等。
	对氨基马尿酸最大排泄率（TmPAH）试验	轻度减少见于轻型急性肾小球肾炎和心力衰竭。 中度减少见于高血压、肾动脉硬化症和肾盂肾炎。 显著减少常见于慢性肾小球肾炎、急进性肾炎、慢性肾盂肾炎及间质性肾炎等。
肾血流量	肾血浆流量	肾血浆流量（RPF）减少见于心脏每搏输出量减少、肾动脉器质性病变、肾功能减退等。
	肾小球滤过分数	升高：肾血浆流量减少使肾循环障碍，如高血压、肾功能不全等。 降低：肾小球滤过功能障碍，见于肾小球病变，急、慢性肾小球肾炎。

血液气体分析

动脉血液酸碱度（pH）	pH<7.35 提示酸中毒；pH>7.45 提示碱中毒。
动脉血二氧化碳分压（$PaCO_2$）	$PaCO_2$ 是酸碱平衡中反映呼吸性因素的指标。$PaCO_2$ 增高，说明肺通气不足，有二氧化碳潴留；$PaCO_2$ 减低，说明肺通气增强，二氧化碳排出过多。如 $PaCO_2 > 6.67kPa$（50mmHg），诊断为高碳酸血症，如 $PaCO_2 < 4.66kPa$（35mmHg），诊断为低碳酸血症。在代谢性酸碱平衡紊乱时可有代偿性改变。
碳酸氢离子（HCO_3^-）	HCO_3^- 常作为判断代谢性酸碱平衡紊乱的指标，代谢性酸中毒时数值减低，代谢性碱中毒时数值增高。HCO_3^- 可受呼吸因素的影响。
标准碳酸氢盐（SB）	SB 不受呼吸因素影响，是判断酸碱平衡中代谢因素的精确指标。代谢性酸中毒时数值减低，代谢性碱中毒时数值增高。
实际碱剩余（ABE）	ABE 不受呼吸因素影响，是反映代谢性碱成分变化的一个重要参数，判断酸碱平衡中代谢因素的指标。代谢性酸中毒时数值减低，代谢性碱中毒时数值增高。
标准碱剩余（SBE）	由于 SBE 也是在标准条件下测定，不受呼吸因素影响，在酸碱平衡中也作为代谢因素的指标，作为治疗的参考依据。
二氧化碳总含量（TCO_2）	TCO_2 可受呼吸及代谢因素的双重影响，在判断酸碱平衡紊乱中常不与重视。
动脉血氧分压（PaO_2）	PaO_2 是判断缺氧的指标。由于氧离子曲线的特点（呈 S 形），作为缺氧的指标，PaO_2 远较血氧饱和度敏感。PaO_2 降低至 8kPa（60mmHg）以下，说明已达失代偿状态，发生呼吸衰竭。

续　表

动脉血氧饱和度（SaO$_2$）	SaO$_2$ 作为判断缺氧的指标，不如 PaO$_2$ 灵敏，对反映早期轻度缺氧有困难。
动脉血氧含量（CaO$_2$）	CaO$_2$ 可反映组织供氧情况。如有血氧饱和度下降或（和）贫血等情况存在时，CaO$_2$ 减少，其结果是组织氧供应减少。 CaO$_2$ 升高常见于代谢性碱中毒、呼吸性酸中毒；CaO$_2$ 降低常见于代谢性酸中毒、呼吸性碱中毒。

4.3　临床血液检验

血小板功能

血小板黏附功能	增高	见于血栓前状态和血栓性疾病，如心肌梗死、心绞痛、脑血管病变、糖尿病、深静脉血栓形成、妊娠高血压综合征、肾小球肾炎、动脉粥样硬化、肺栓塞、口服避孕药等。
	减低	见于血管性血友病、巨大血小板综合征、血小板无力症、尿毒症、肝硬化、异常蛋白血症、骨髓增生异常综合征（MDS）、急性白血病、服用抗血小板药物，低（无）纤维蛋白原血症等。
血小板聚集功能	聚集率减低	1. 血小板本身缺陷：如血小板无力症、巨大血小板综合征等。 2. 异常蛋白质阻止血小板聚集：如巨球蛋白血症、多发性骨髓瘤等。 3. 全身性疾病：如肝硬化、尿毒症等疾病时血小板功能受损。 4. 药物影响：如服用阿司匹林、双嘧达莫等药。
	聚集率增高	见于高凝状态和血栓性疾病，如动脉粥样硬化、心绞痛、急性心肌梗死、先天性心脏病、深静脉血栓形成、脑血管疾病、糖尿病、抗原-抗体复合物反应、肾小球疾病、心脏人工瓣膜置换术后、口服避孕药、晚期妊娠、吸烟等。
血小板第3因子有效性检测	减低常见于先天性血小板第3因子缺乏症、血小板无力症、巨大血小板综合征、肝硬化、尿毒症、异常蛋白血症、MDS、系统性红斑狼疮（SLE）、弥散性血管内凝血（DIC）、血小板减少症、急性白血病、再生障碍性贫血（AA）以及某些药物的影响。	
血小板膜糖蛋白检测	血小板膜糖蛋白（platelet membrane glycoprotein，GP）检测，利用抗人血小板膜GPⅠb、GPⅡb、GPⅢa单克隆抗体与受检者血小板膜相应糖蛋白的特异反应的原理，通过放射免疫分析可以定量测定血小板膜相应GP的含量。本试验具有较高的敏感性和特异性。GPⅠb缺乏见于巨大血小板综合征；GPⅡb/Ⅲa缺乏，见于血小板无力症	

术前凝血常规

凝血时间（CT）	延长	1. 凝血因子Ⅷ、Ⅸ和Ⅹ血浆水平减低，如血友病 A、血友病 B；部分血管性血友病患者。 2. 严重的凝血酶原、凝血因子 V、凝血因子 X 和纤维蛋白原缺乏，如肝病、阻塞性黄疸、新生儿出血症、肠道灭菌综合征、吸收不良综合征、口服抗凝剂、应用肝素等。 3. 纤溶活性增强，如原发性、继发性纤溶亢进及循环血液中有纤维蛋白降解产物。 4. 血循环中有抗凝物质，如抗凝血因子Ⅷ或Ⅸ抗体、狼疮抗凝物质等。
	缩短	1. 高凝状态，如弥散性血管内凝血（DIC）的高凝血期，促凝物质进入血流以及凝血因子活性增高等。 2. 血栓性疾病，如心肌梗死、不稳定型心绞痛、脑血管病变、糖尿病、肺梗死、深静脉血栓形成、妊娠高血压综合征、肾病综合征以及严重的烧伤等。
活化部分凝血活酶时间	方法	在 37℃条件下，以白陶土（激活剂）激活凝血因子Ⅺ和Ⅻ，以脑磷脂（部分凝血活酶）代替血小板第 3 因子，在 Ca^{2+} 参与下，观察贫血小板血浆（PPP）凝固所需的时间，即为活化部分凝血活酶时间（activated partial thromboplastin time，APTT）。
	延长	见于凝血因子Ⅻ、Ⅺ、Ⅸ、Ⅷ、Ⅹ、V、Ⅱ、PK、HMWK 和 Fg（尤其因子Ⅷ、Ⅸ、Ⅺ）缺乏。
	缩短	见于 DIC、血栓前状态及血栓性疾病。
	其他	肝素治疗的监护：APTT 对血浆肝素的浓度很敏感，是目前广泛应用的实验室监护指标。一般在肝素治疗期间，APTT 维持在正常对照±10s 内为宜。
血浆凝血酶原时间（PT）	延长	PT 超过正常对照 3 秒以上或凝血酶原时间比值（PTR）超过正常范围即为延长。主要见于：①先天性凝血因子Ⅱ、V、Ⅶ、Ⅹ减少及纤维蛋白原的缺乏（低或无纤维蛋白原血症）；②获得性凝血因子缺乏，如 DIC、原发性纤溶亢进症、阻塞性黄疸和维生素 K 缺乏；③血循环中抗凝物质增多等。
	缩短	见于高凝状态（DIC 早期）及血栓性疾病，如心肌梗死、脑血栓形成、深静脉血栓及多发性骨髓瘤（MM）等。
	其他	PT 及国际标准化比值（INR）是监测抗凝剂用量的首选指标，中国人的 INR 值以 2.0~3.0 为宜。
血清纤维蛋白（原）降解产物（FDP）	轻度增高	血清 FDP 轻度增高（10~40μg/ml）常见于急性静脉血栓、急性心肌梗死、严重肺炎、大手术后、恶性肿瘤和休克等。
	明显增高	血清 FDP 明显增高（>40μg/ml）见于原发性纤溶症、DIC、急性早幼粒细胞白血病及应用链激酶等溶栓治疗时。

续　表

血浆 D-二聚体		1. DIC 时呈阳性或明显增高，是诊断 DIC 的重要依据之一。此外，在深静脉血栓、心肌梗死、肺栓塞、重症肝炎等疾病中，D-二聚体也升高。 2. D-二聚体在原发性纤溶时呈阴性或不升高，而在继发性纤溶时呈阳性或升高，故可作为两者鉴别的重要依据。
血浆因子Ⅱ、Ⅴ、Ⅶ、Ⅹ促凝活性		1. 增高：见于血栓前状态和血栓性疾病。 2. 减低：见于肝脏病变、维生素 K 缺乏（因子 Ⅴ：C 除外），DIC 和口服抗凝剂，血循环中存在上述因子的抑制物等；先天性上述因子缺乏较罕见。 3. 目前因子Ⅱ：C、Ⅴ：C、Ⅶ：C 和Ⅹ：C 的测定主要用于肝脏受损的检查，因子Ⅶ：C 下降在肝病的早期即可发生；因子Ⅴ：C 的测定在肝损伤和肝移植中应用较多。
血浆因子Ⅷ、Ⅸ、Ⅺ和Ⅻ的促凝活性	增高	主要见于血栓前状态和血栓性疾病，如静脉血栓形成、肺栓塞、妊娠高血压综合征、晚期妊娠、口服避孕药、肾病综合征、恶性肿瘤等。
	减低	FⅧ：C 见于血友病甲（其中重型≤1%；中型 2%~5%；轻型 6%~25%；亚临床型 26%~45%），血管性血友病（尤其是 Ⅰ型和Ⅲ型），血中存在因子Ⅷ抗体、DIC；FⅨ：C 见于血友病 B（临床分型同血友病 A）；肝脏疾病、维生素 K 缺乏症、DIC、口服抗凝药物；FⅪ：C 见于因子Ⅺ缺乏症、肝脏病、DIC 等；FⅫ：C 见于先天性因子Ⅻ缺乏症、肝脏疾病、DIC 和某些血栓性疾病等。
血浆抗凝血酶活性	增高	见于血友病、白血病和再生障碍性贫血等的急性出血期以及口服抗凝药治疗过程中。
	减低	见于先天性和获得性抗凝血酶（AT）缺乏症，后者见于血栓前状态、血栓性疾病和肝脏疾病、肾病综合征等。
凝血酶时间	延长	凝血酶时间受检凝血酶原时间（TT）延长超过正常对照 3 秒以上，以 DIC 时纤维蛋白原消耗为多见，也有部分属于先天性低（无）纤维蛋白原血症、原发性纤溶及肝脏病变，也可见于肝素增多或类肝素抗凝物质增多及 FDP 增多。
	缩短	主要见于某些异常蛋白血症或巨球蛋白血症时，此外，较多的是技术原因，如标本在 4℃ 环境中放置过久，组织液混入血浆等。
血浆硫酸鱼精蛋白副凝固试验	阳性	见于急性 DIC 早、中期，外科大手术后、严重感染（尤其是大叶性肺炎）、人工流产、分娩、肝脏病变以及呕血、咯血等。
	阴性	见于正常人、DIC 晚期和原发性纤溶。

4.4　临床免疫检验

免疫球蛋白分类

免疫球蛋白G（IgG）	血清中主要的免疫球蛋白（Ig），一般占血清中 Ig 总量的 70%~75%。IgG 能通过胎盘，所以新生儿从母体获得的 IgG 在抵抗感染方面起重要作用。婴儿出生后 2~4 周开始合成 IgG，8 岁以后血清中 IgG 可达到成人水平。IgG 较其他类 Ig 更易扩散到血管外的间隙内，因而在结合补体、增强免疫细胞吞噬病原微生物和中和细菌毒素的能力方面，具有重要作用，能有效地抗感染，这是对人体有利的一面。但某些自身免疫病，如自身免疫性溶血性贫血、血小板减少性紫癜、红斑狼疮以及类风湿等中的自身抗体都是 IgG。一旦它与相应的自身细胞结合，反而加强了组织损伤作用。
免疫球蛋白M（IgM）	免疫球蛋白中分子量最大，通常称为巨球蛋白，占血清 Ig 总量的 10%。IgM 是在个体发育过程中最早产生的抗体，也是经抗原刺激的动物体内最先出现的抗体，因此检查 IgM 的含量，有助于传染病的早期诊断。IgM 在胎儿 3 个月后即开始合成，但水平很低，1~2 岁时血清中 IgM 含量达到成人水平。通过结合补体，IgM 有溶解细菌和溶解血细胞的作用，并能中和病毒，其效能比 IgG 高 100 倍以上。很多抗微生物的天然抗体、同族血凝素（抗 A 型与抗 B 型血）、类风湿病中的类风湿因子以及梅毒的补体结合抗体都属于 IgM。
免疫球蛋白A（IgA）	在血清中的含量仅次于 IgG，占血清 Ig 总量的 10%~20%。IgA 有单体（1 个基本结构）、双体（2 个基本结构）或多聚体（若干个基本结构，由 J 链连结）等不同形式。血清中的为血清型 IgA，主要为 7S 单体。各种分泌液，如唾液、眼泪、汗液、初乳、呼吸道及消化道分泌液中的 IgA 为分泌型 IgA（sIgA），由二聚体及多聚体构成，此外还有分泌小体存在。分泌小体有助于分泌型 IgA 抵抗蛋白酶的水解和促使 IgA 通过分泌组织的黏膜进入分泌液内。分泌型 IgA 具有明显的保护体表，防御病原入侵的功能。
免疫球蛋白D（IgD）	在血清内含量很低（少于总量的 1%）。IgD 较 IgG1、IgG2、IgA 或 IgM 更易被蛋白水解酶水解，而且易自溶。IgD 的生物功能尚不十分了解。目前已知的 IgD 抗体活性包括抗细胞核抗体、抗基础膜抗体、抗胰岛素抗体、抗链球菌溶血素 O 抗体、抗青霉素抗体和抗白喉毒素的抗毒素。IgD 与疾病的关系亦了解不多。
免疫球蛋白E（IgE）	正常血清中 IgE 含量极低。IgE 主要由呼吸道和肠道淋巴结中的浆细胞合成。在鼻腔、支气管分泌液、乳汁与尿液中存在分泌型 IgE。IgE 是一种亲细胞抗体，能与血液中的嗜碱性粒细胞或组织中的肥大细胞以及血管内皮细胞结合，遇到花粉等各种过敏原后，抗原与 IgE 在这些细胞表面结合，使之释放大量活性介质，如组胺等，诱发 I 型变态反应。

免疫球蛋白临床应用

血清 Ig 定量	低 Ig 血症	有先天性和获得性二类。先天性低 Ig 血症，主要见于体液免疫缺陷和联合免疫缺陷病。一种情况是 Ig 全缺，如 Buuton 型无 Ig 血症，血中 IgG<1g/L，IgA 与 IgM 含量也明显减低为正常人的 1%；另一种情况是 3 种免疫球蛋白中缺 1 种或 2 种，最多见的是缺乏 IgA，患者易反复呼吸道感染，缺乏 IgG 易患化脓性感染；缺乏 IgM 易患革兰阴性细菌败血症。获得性低 Ig 血症，血清中 IgG<5g/L，引起原因较多，如大量蛋白流失的疾病（剥脱性皮炎，肠淋巴管扩张症和肾病综合征）、淋巴网状系统肿瘤（淋巴肉瘤，霍奇金病）、中毒性骨髓疾病等。
	高 Ig 血症	1. 多克隆性 Ig 增高：患者血清中各型 Ig 均可增高，常见于各种感染，特别是慢性细菌感染如肺结核、慢性支气管炎，血 IgG 可升高，宫内感染时脐血或出生后的新生儿血清中 IgM 含量可增高。自身免疫病及肝脏疾病患者血清中可见 3 种 Ig 均升高。各种结缔组织中常见各型 Ig 升高，SLE 患者以 IgG、IgA 升高较多见，类风湿关节炎以 IgM 增高为主。 2. 单克隆 Ig 增高：患者血清中存在异常增多的单克隆免疫球蛋白 M 蛋白（monoclonal protein，MP），其理化性质十分均一，常呈现某一类免疫球蛋白的显著增高，大多在 30g/L 以上；而正常免疫球蛋白，包括与 M 蛋白同类的免疫球蛋白的含量则显著降低，此类异常增高的免疫球蛋白多无免疫活性，又称副蛋白（paraprotein），由它所致的疾病有多发性骨髓瘤、巨球蛋白血症、重链病、轻链病和良性单株丙球血症等。
尿液 Ig		机体的免疫功能或免疫反应异常是引起各种肾脏疾病的重要原因，在循环中特异性的抗体抗原结合形成免疫复合物。沉积在肾小球基膜并激活补体而造成肾组织损害。基膜细胞间缝隙的孔径大小对 IgG、IgA、IgM 滤过起着主要的屏障作用，感染、肾中毒、血管病变和免疫损伤等均可导致基膜孔径变大。单纯性膜孔径轻度增大时，尿液中以 IgG 滤出增多为主，形成部分选择性肾小球性蛋白尿；当滤过膜损伤加重时，尿液中除 IgG 排出率增加外，分子量较大的 IgM 也开始滤出增多，形成非选择性肾小球性蛋白尿。此外，在 IgA 肾病患者虽无血清免疫球蛋白浓度的特异性改变，但 40%~50% 的 IgA 肾病患者血清 IgA 明显高于正常。尿液中游离轻链的检测对诊断轻链病是不可缺少的步骤，并对多发性骨髓瘤等疾病的分型鉴定及预后判断均有重要意义。

自身抗体

类风湿因子	高效价类风湿因子（RF）阳性支持对早期类风湿关节炎（RA）的诊断。系统性红斑狼疮（SLE）、进行性全身性硬化症等自身免疫性疾病患者和部分老年人中 RF 的阳性率也可达 28.9%~50.0%。
抗核抗体	抗核抗体（antinuclear antibody，ANA）在未治疗的 SLE 患者中的效价较高，在大多数自身免疫性疾病中均可呈阳性，如 SLE、RA、混合性结缔组织病（MCTD）、舍格伦综合征（SS）、硬皮病、慢性活动性肝炎，正常老年人也可有低效价的 ANA。ANA 阳性并不一定患有自身免疫性疾病。总的 ANA 检测在临床诊断与鉴别诊断中是一个极为重要的筛选试验，ANA 阳性者进一步检测各亚类 ANA 抗体对明确诊断、临床分型、病情观察、预后及治疗评价都具有重要意义。
抗 ENA 抗体谱	ENA（extractable nuclear antigens）是可提取核抗原的总称，在协助诊断和鉴别诊断自身免疫性疾病方面具有重要的临床意义。ENA 主要有以下几种。 1. 抗 Sm 抗体：仅发现于 SLE 患者中，是 SLE 的血清标志抗体，已列入 SLE 的诊断标准。30%~40% 的 SLE 患者抗 Sm 抗体阳性，此抗体阴性不能排除 SLE 的诊断。 2. 抗核 RNP 抗体：是诊断混合性结缔组织病（MCTD）的重要血清学依据，列入 MCTD 的诊断标准。因其抗原为含有 U1RNA 的核蛋白复合物，又称为 U1RNP。其在 MCTD 患者的阳性检出率可高达 95%。无论在疾病的活动期或是缓解期，高效价的抗 RNP 抗体均可持续存在。 3. 抗 SSA/Ro 抗体和抗 SSB/La 抗体：是干燥综合征（SS）患者最常见的自身抗体。其阳性检出率分别是 70%~80% 和 40%，而抗 SSB/La 抗体的特异性高于抗 SSA/Ro 抗体，可达 50%~60%。该两个抗体的同时检测可提高对 SS 的诊断率。 4. 抗 Jo-1 抗体：最常见于多发性肌炎（polymyositis，PM），故又称 PM-1 抗体。具有抗 Jo-1 抗体特性的是分子量 110kD 和（或）80kD 的多肽（核仁蛋白）。抗 Jo-1 抗体在 PM 的阳性检出率可达 40%~50%，在 PM、皮肌炎（DM）患者的阳性检出率为 25%，单独皮肌炎中的检出率不足 10%，在其他自身免疫性疾病中抗 Jo-1 抗体为阴性，因而抗 Jo-1 抗体对诊断 PM 具有特异性。 5. 抗 Scl-70 抗体：抗 Scl-70 抗体几乎仅在进行性系统性硬皮病（Progressive systemic sclerosis，PSS）患者中检出，抗体相对应的抗原分子量为 70kD。故该抗体是 PSS 的特征抗体。在系统性硬化症的阳性检出率为 20%~40%，在 PSS 的阳性检出率为 40%~60%。
抗中性粒细胞胞质抗体	抗中性粒细胞胞质抗体（antineutrophil cytoplasmic antibodies，ANCA）被认为是原发性小血管炎的特异性血清标志物。最常见的疾病如韦格纳肉芽肿（Wegener granuloma，WG）、原发性局灶节段坏死性肾小球肾炎（idiopathic focal segmental necrotizing glomerulomephritis，IFSNGN），新月体性肾小球肾炎（NCGN），结节性多动脉炎（PAN）等均可检出 ANCA。 ANCA 检测是原发性小血管炎患者的诊断、疗效观察、病情活动和复发的一项重要指标。许多研究已证明，原发性小血管炎患者血清中 ANCA 的效价与疾病活动性相关，ANCA 效价增高或持续增高，提示病情恶化或缓解后再发。ANCA 的效价升高往往出现在疾病复发之前，故 ANCA 的动态监测对预测疾病复发具有重要意义。

续　表

抗心磷脂抗体	抗磷脂抗体（anti-phospholipid antibody，APLA）包括抗心磷脂抗体（anti-cardiolipin antibody，ACLA），抗磷脂酸抗体（antiphospholipid acid antibody，APAA）和抗磷脂酰丝氨酸抗体（anti-phosphtidyl serine antibody，APSA）等。ACL 抗体在 SLE 患者中阳性检出率很高，总阳性率可达 70%～80%，IgG 型可达 50%～60%，IgM 型可达 40%～50%。ACL 抗体阳性 SLE 患者发生血管炎、溶血性贫血、心脏损害及中枢神经系统损害的概率明显高于 ACL 抗体阴性者，ACL 抗体阳性的 SLE 女性患者因血小板凝集功能增强，血栓素增加，更易形成血栓，妊娠时易发生流产。血清及脑脊液中 ACL 抗体的检测有助于神经精神性狼疮患者的临床诊断。 ACL 抗体在 RA 患者中的阳性率可达 33%～49%，幼年型 RA 患者可达 42%～59%，ACL 抗体的检测是了解疾病进展及是否伴发抗磷脂抗体综合征（APS）的实验室指标。 急性脑血管病患者出现高水平的 IgG 型 ACL 抗体是预后不良的危险信号，ACL 抗体水平降低，病情好转；复发性脑梗死患者血清中 ACL 抗体水平高于原发性脑梗死患者，ACL 抗体阳性是脑出血及脑梗死的危险因素。
抗平滑肌抗体	抗平滑肌抗体（anti-smooth muscle antibody，ASMA）是自身免疫性肝炎的血清学标志抗体。在该疾病患者中 ASMA 的阳性检出率可达 90%。高效价的 ASMA（大于 1∶1000）对诊断自身免疫性肝炎的特异性可达 100%。在自身免疫性肝炎患者，ASMA 主要为 IgG 型，而在原发性胆汁性肝硬化合并自身免疫性肝炎时，常以 IgG 型和 IgM 型 ASMA 同时出现。在肝外性胆汁阻塞、药物诱发性肝病、急性病毒性肝炎及肝癌患者中，ASMA 的阳性检出率极低，因此该抗体的检测有助于自身免疫性肝炎、原发性胆汁性肝硬化的诊断及与其他肝脏疾病的鉴别诊断。
抗角蛋白抗体	抗角蛋白抗体（AKA）主要见于类风湿关节炎（RA）患者，其阳性率为 30%～55%，特异性可达 95%～99%。在非类风湿关节炎的自身免疫病患者中，AKA 的阳性检出率极低。AKA 与类风湿因子（RF）在诊断 RA 时具有显著的相关性。AKA 的出现常先于疾病的临床表现，因此 AKA 对于早期诊断 RA 具有重要的临床意义，如与 RF 联合检测，能进一步提高对 RA 的诊断及鉴别诊断。 AKA 是判断 RA 预后的一个标志性抗体，特别是高效价 AKA 的 RA 患者，常提示疾病较为严重。应注意的是 AKA 的敏感性较低，AKA 阴性不能排除 RA 的诊断，AKA 与 RF 也不是平行出现，AKA 阳性者 RF 可为阴性，而 RF 阳性且高效价者，AKA 亦可为阴性。
抗乙酰胆碱受体抗体	抗乙酰胆碱受体（anti-acetylcholine receptor，AchR）抗体是重症肌无力（MG）患者的标志性自身抗体，约 90% 的重症肌无力患者抗 AchR 抗体阳性。抗 AchR 抗体可与患者横纹肌细胞的乙酰胆碱受体结合，引起运动终板的破坏，使神经-肌肉间的信号传导发生障碍，导致患者肌肉运动无力，最早出现的症状为眼肌无力，随后逐渐累及远端肌肉，患者行走、站立困难，最终出现吞咽及呼吸功能受累。约 90% 的 MG 患者有胸腺异常，15% 有胸腺瘤。但抗 AchR 抗体效价与临床病情轻重无相关性。
抗骨骼肌抗体	抗骨骼肌抗体（anti-skeletal muscle antibody，ASMA）最常见于成年型重症肌无力患者，阳性检出率一般为 30%～60%，在少年发病的重症肌无力患者中阳性检出率较低。同时患有 MG 及胸腺瘤的患者其 ASMA 的阳性检出率可高达 80%～90%，而年龄小于 40 岁的单纯 MG 患者，ASMA 的阳性检出率仅为 5%。因此，ASMA 对判断 MG 患者是否并发胸腺瘤具有一定的特异性。AMSA 与抗 AchR 抗体的联合检测对 MG 的诊断及鉴别诊断具有更高的临床价值。

病毒性肝炎检验

<table>
<tr><td rowspan="3">甲型肝炎</td><td>抗-HAV IgM</td><td>抗-HAV IgM 在 HAV 感染后亚临床期即已出现，其效价迅速上升，感染 1~3 周达到高峰，3~6 个月后消失，1 年后则检测不到了。抗-HAV IgM 是 HAV 急性感染的标志，已被公认为早期诊断甲型肝炎的依据。</td></tr>
<tr><td>抗-HAV 总抗体</td><td>抗-HAV 总抗体，主要是 IgG 抗体。它产生于初期感染的早期，在发病时，血清中的效价已相当高，2~3 个月达高峰。抗-HAV IgG 可维持很长时间，终生可检测到。抗-HAV IgG 是保护性抗体，获得后一般不会再感染。出现抗-HAV IgG 本身并不能诊断为甲肝，同时存在 IgM 类抗体才能做出诊断。出现抗-HAV IgG 而无抗-HAV IgM 是既往感染 HAV 并获得免疫力的一个标志。抗-HAV IgG 检测可用于对甲肝的流行病学调查和接种疫苗效果的观察。母亲感染过 HAV 的新生儿亦可检测到抗-HAV IgG 达 8 个月。</td></tr>
<tr><td>HAVAg</td><td>HAVAg 存在于患者感染后 10~20 天的粪便中，一般在发病前 1~15 天从粪便中排出，临床上不易捕捉到。发病 1 周时阳性率为 42.9%，1~2 周时为 18.3%，半个月后消失。因此，临床上较少用。如果 HAVAg 阳性，表示患者正在感染甲肝，为急性期早期。</td></tr>
<tr><td rowspan="3">乙型肝炎</td><td>HBsAg</td><td>1. HBsAg 是血清中最早出现的 HBV 标志物，在急性肝炎时很快消失，若 6 个月后血清中 HBsAg 仍不消失，可成为慢性肝炎或乙肝病毒携带者，并可持续几年或十几年。HBsAg 是 HBV 感染的标志，可出现在各型乙型肝炎、肝细胞癌和无症状乙肝病毒携带者中。
2. HBsAg 阴性时，应注意下列几种情况并不能排除 HBV 感染的存在：①受检者处于疾病潜伏期，HBsAg 可在接触病毒 6 个月后仍检测为阴性；②感染可为潜伏的和不活动的，但具有重新激活的可能；③HBsAg 分泌的量太少以致不能被现在的方法检测出来，或 HBsAg 和抗体相结合形成复合物，不易被检出。
3. HBsAg 和抗-HBs 可存在同一血清中，这种模式发生在 10%~20% 的慢性乙肝患者中。这并非人为的原因，而是由于 HBsAg 发生变异，抗-HBs 不能完全中和变异的 HBsAg。这时 HBsAg 有诊断意义，抗-HBs 并无预后意义。
4. HBsAg 可存在于肝脏、骨髓、血液、体液和各种分泌物中。HBsAg 的检测可用于病原学诊断、流行病学调查、筛选献血员和血液制品等。</td></tr>
<tr><td>抗-HBs</td><td>1. 抗-HBs 为保护性抗体，是机体获得对 HBV 感染产生免疫力的标志。抗-HBs 阳性，说明机体感染过 HBV，并获得了免疫力。一般清除 HBsAg 几周至几个月后才出现，维持数月、数年或十余年以上。
2. 接种疫苗后的效果观察，如果接种疫苗后抗-HBs 阳性，说明免疫成功，一般认为 P/N 值>10，说明机体有足够的免疫力。
3. 20% 的自然免疫对象中，仅出现抗-HBc，没有抗-HBs，原因是个体产生的抗-HBs 达不到检测水平。</td></tr>
<tr><td>HBeAg</td><td>1. HBeAg 是 HBV 复制和具有传染性的重要标志，也是 HBV 急性感染的早期标志。HBeAg 出现稍后于 HBsAg 而消失早于 HBsAg，它与 HBV DNA 呈正相关。当乙型肝炎急性期时，血清中 HBeAg 消失表示预后良好，若 HBeAg 持续阳性提示 HBV 在体内持续复制，肝病易反复活动，预后差。因此，HBeAg 可出现于各型乙型肝炎，可作为乙肝诊断，了解 DNA 复制和传染性及判断药物疗效的指标。
2. 通常只有在 HBsAg 阳性者血清中才能查到 HBeAg，HBsAg 阴性而 HBeAg 阳性者十分罕见，且绝大多数为假阳性。</td></tr>
</table>

续　表

	抗-HBe	1. 抗-HBe 在 HBeAg 即将消失或消失后出现。抗-HBe 出现，情况比较复杂，一般认为 HBeAg 阳性转为抗-HBe 阳性，提示病毒颗粒正在清除，病毒复制减少，传染性减弱，是预后好的象征。在抗病毒制剂治疗野生型 HBV 感染的患者中，HBeAg 出现到抗-HBe 出现的血清标志转变代表效果好的重要标志。但近年的研究表明，在部分抗-HBe 阳性的患者中，特别是慢性患者中乙肝病毒 DNA 仍在复制，使病情加重。 2. 抗-HBe 存在时间较长，大多数情况为 HBeAg 或抗-HBe 一项阳性，很少数情况 HBeAg 及抗-HBe 共存。抗-HBe 可存在于有或没有 HBsAg 或抗-HBs 的情况，但没有抗-HBc 时不可能出现抗-HBe。
	抗-HBc IgM	1. 抗-HBc IgM 是 HBV 感染机体后早期出现的抗体，是诊断急性乙肝的重要血清学标志，特别是在 HBsAg 阴性的急性乙肝中更具有特殊重要的意义。抗-HBc IgM 是 HBV 复制和具有传染性的标志。 2. 动态观察抗-HBc IgM 有助于判断病情变化，急性期效价高，恢复期逐渐下降，被抗-HBc IgG 代替。若急性乙肝患者病情好转痊愈，则抗-HBc IgM 随同 HBsAg 和 ALT 逐渐下降而转阴。若抗-HBc IgM 持续不下降至正常，提示有转化为慢性乙肝的可能。 3. 慢性 HBV 携带者可发生并非由 HBV 引起的急性肝炎，如 HDV、HCV 或 HAV 重复感染，这些病例，抗-HBc IgM 较低或者阴性。 4. 在急性乙肝，抗-HBc IgM 呈高效价；在慢性 HBV 携带者，低度或中度抗-HBc IgM 的存在提示 HBcAg 被合成，有病毒活动。约 50% 的慢性乙肝患者为抗-HBc IgM 阳性。健康 HBV 携带者很少阳性。
	抗-HBc 总抗体	1. 抗-HBc 是 HBV 感染的标志，效价高，容易检出，可维持多年甚至终生携带，其他指标转阴后，抗-HBc 仍可维持阳性，因此是流行病学调查的良好标志。 2. 高效价抗-HBc 提示病毒复制，低效价时表示既往感染。 3. 在窗口期，即 HBcAg 已消失，而抗-HBs 尚未出现时，只有抗-HBc 可检出。有约 15% 患者从乙肝恢复而不产生抗-HBs，这时对乙肝的诊断更具有重要意义。 4. 在流行区，约 20% 的人群可发生单独抗-HBc 阳性。
丙型肝炎	抗-HCV	抗-HCV 是非中和抗体，是 HCV 感染的标志，抗-HCV 的存在一般表示有传染性。高效价的抗-HCV 阳性，常与 HCV 现存感染有关，如能同时查到 HCV-RNA 即可确诊病毒复制和有传染性。在疾病的急性期，抗体通常在丙肝起病和接触病毒后 3~6 个月后升高。抗体的升高可和转移酶峰值一致或在其后。抗-HCV 一般在感染发展成慢性的患者中持续下去。在缓解病例，抗体在 6~12 个月内消失，然而，抗-HCV 也可能在长达 4 年的时间内被检测到。抗-HCV 检测可用于丙肝病原学诊断、流行病学调查、筛选献血员和血液制品等。
	抗-HCV IgM	抗-HCV IgM 阳性表示 HCV 急性感染，在发病时或 ALT 上升后 4 周，对早期诊断有帮助。丙型肝炎半年内痊愈者，IgM 也相继转阴。但约一半慢性丙肝抗-HCV IgM 亦可呈阳性，故应结合临床进行判断抗-HCV IgM 的意义。
	重组免疫印迹试验	重组免疫印迹试验（recombination immunoblot assay，RIBA）主要用于 ELISA 检测可疑者，能帮助区别特异性 HCV 抗体和非特异性反应，是一确证试验。另外，有报道认为不同区带反应也代表着不同的意义，如 C22-3、C33C 和 NS5 一般是急性期最早检测到的抗体，抗 C100-3 出现较晚，经常与发展呈慢性相关，而 C22 和 C33 则长期持续下去。

肿瘤标志物

癌胚抗原	1. 消化道恶性肿瘤：血清癌胚抗原（CEA）升高主要见于结肠癌、直肠癌、胃癌、胰腺癌、肝癌、肺癌、乳腺癌等，其他恶性肿瘤有不同程度的阳性检出率。 2. CEA 连续随访检测：可用于恶性肿瘤手术后的疗效观察及判断预后，一般病情好转时，血清 CEA 水平下降，病情恶化时升高。也可用于对化疗患者的疗效观察。 3. 结肠炎、胃肠管息肉、肠道憩室炎、胰腺炎、肝硬化、肝炎和肺部疾病也有不同程度的升高，但阳性率较低。 4. 吸烟者中有 3.9%的 CEA>5μg/L，98%的非吸烟者血清 CEA<5μg/L。
铁蛋白	临床上主要用于测定人血清铁蛋白（SF）含量，估计体内铁贮量，可用于诊断缺铁性贫血及铁负荷过度等疾病，也可用于血液学及营养状况研究。在某些肿瘤患者中铁蛋白水平明显升高，如非霍奇金病、急性白血病、肝癌等，故可作为某些恶性肿瘤的辅助诊断。
β_2 微球蛋白	1. 恶性肿瘤如肝癌、胰腺癌、胆囊癌、肺癌、胃癌、卵巢癌、宫体腺癌、结肠癌、直肠癌、多发性骨髓瘤、非霍奇金病及白血病等，血清和尿中的 β_2 微球蛋白（β_2-M）水平均有明显升高，可作为恶性肿瘤病情监测的一项指标。 2. 肾脏疾病、急慢性肾盂肾炎、肾小管肾炎、狼疮性肾炎、肾病综合征、肾衰竭等，血清和尿中 β_2-M 水平均升高。 3. 免疫性疾病：系统性红斑狼疮、类风湿关节炎、白癜风、荨麻疹、带状疱疹、获得性免疫缺陷综合征（艾滋病）等，血清中 β_2-M 水平升高。 4. 肾移植排斥反应时，尿中 β_2-M 水平显著升高。 5. 其他疾病：糖尿病肾病、妊娠高血压综合征、急慢性肝炎、流行性出血热等，血清中 β_2-M 水平增加。
胎儿胰腺腺泡蛋白	胎儿胰腺腺泡蛋白（fetoacinar pancreatic protein，FAP）是一种胎儿期胰腺特异抗原，妊娠 20 周时分泌量最高，成年器官含量较低。人的胎儿胰腺腺泡蛋白分子量为 60kD 和 110kD 两种，一种单克隆抗 J28 抗体能识别 110kD 的 FAP。FAP 是一种糖蛋白，能与 ConA 结合，对胰腺腺泡特异。在胰腺癌周围强烈高表达，而在慢性胰腺炎低表达。 胰腺癌患者，抑制率>30%为阳性。在 50 例胰腺癌患者中，49 例抑制率>10%，其中 20 例在 10%~30%之间，29 例>30%。如以 10%抑制率为正常上限，胰腺癌阳性率为 86%，但特异性仅 66%。若以 30%抑制率为判断指标，胰腺癌阳性率下降为 51%，但特异性提高到 95%，此时绝大部分良性疾病及非胰腺肿瘤血清均呈阴性。FAP 与 CA19-9 相比，在肿瘤鉴别方面及灵敏度方面有一定优势。
胰胚抗原	胰胚抗原（pancreatic oncofetal antigen，POA）于 1974 年 Banwo 首次发现，近年用单克隆抗体建立 IRMA 方法测定血清 POA 含量。胰胚抗原是由胎胰腺提出的抗原。POA 在血清中以分子量为 9000kD 的复合物形式存在，但仍可降解为分子量 40kD 的成分。它不附有任何已知的血浆蛋白载体，它不受 DNA 酶及 RNA 酶的影响，但可被胰蛋白酶、木瓜蛋白酶或胃蛋白酶水解。 胰腺癌患者阳性率达 77.7%，胆囊癌、胆管癌为 70%，大肠癌为 57.1%，胃癌为 28.0%，但胰腺良性疾病阳性率占 40.0%。在 1980 年 Hobbs 以免疫火箭电泳方法检测了 288 例不同恶性肿瘤血清中 POA，其中胰腺癌阳性率达 95%。POA 与 CA19-9、CA242 联合测定能提高特异性。

续 表

血清甲状腺球蛋白	血清甲状腺球蛋白（S-Tg）增高见于以下情况。 1. 分化型甲状腺癌，如乳头状细胞癌、滤泡细胞癌、大嗜酸性粒细胞癌等，有远处转移灶时，血清 S-Tg 升高更明显，如治疗有效，血清 S-Tg 可降到正常。如复发，S-Tg 又可明显升高，故可作为甲状腺癌复发的指标之一。 2. 各种甲状腺炎、甲状腺功能亢进及甲状腺任何损伤，如手术、穿刺，均可引起 S-Tg 增高，故在分析结果时要注意。
人酸性铁蛋白	肝癌的血清学诊断主要应用 AFP，由于肝癌患者 AFP 阴性和低水平增高占有一定的比例，人酸性铁蛋白（AIF）的测定对肝癌的诊断有一定辅助作用。据报道，肝癌阳性率为 75.9%、迁延性乙肝为 17.2%、肝硬化为 6.0%、急性肝炎为 2%，说明 AIF 对肝癌有一定的特异性，是诊断肝癌时一项有意义的指标。
肝癌铁蛋白	肝癌铁蛋白增高见于：肝癌、肺癌、胰腺癌和乳腺癌。肝癌血清铁蛋白阳性率为 67.7%，肺癌阳性率为 68.6%。特别在术前或治疗前检测更有临床价值。
前列腺酸性磷酸酶	前列腺酸性磷酸酶（prostatic acid phosphatase，PAP）是前列腺分泌的一种含 38~41 个氨基酸残基的糖蛋白，分子量 102kD，等电点 4.97，在酸性环境中活性最强，能水解有机磷酸酯键。PAP 和前列腺特异性抗原（PSA）一样是诊断前列腺癌、监测前列腺癌疗效以及前列腺癌术后是否复发转移的辅助指标。 1. 血清 PAP 含量升高可见前列腺癌患者，尤其在前列腺癌第Ⅲ、第Ⅳ期时，当肿瘤细胞向间质浸润时，PAP 大量进入血液，使血清含量显著增高。前列腺癌手术切除后血清 PAP 水平有所下降。 2. PAP 是前列腺癌诊断、分期、疗效观察及预后的重要指标。PAP 诊断前列腺癌的特异性比 PSA 高，可达 96%，但敏感性较 PSA 低，约为 57%。因此为提高前列腺癌的阳性诊断率两者可联合检测，减少漏诊率。 3. 用于鉴别前列腺癌和前列腺增生、前列腺炎和泌尿生殖系统疾病，其血清 PAP 水平与前列腺大小有关，上升的幅度有限。 4. 其他恶性肿瘤血清 PAP 大多在正常水平，曾报道膀胱移行细胞癌、恶性淋巴瘤也见到 PAP 上升。
前列腺特异性抗原	前列腺特异性抗原（prostate specific antigen，PSA）是 1979 年由 Wang 首先报道的。它是一种由前列腺上皮细胞分泌的单链糖蛋白，分子量 34kD，由 240 个氨基酸组成。其主要功能是防止精液凝固，它存在于前列腺管的上皮细胞中，正常人血清内含量极微。在前列腺癌时，正常腺管上皮结构遭到破坏，血清中 PSA 量明显升高。目前，临床上已用于前列腺癌的辅助诊断，对评估前列腺癌切除术后的效果及监测有无复发方面，它的敏感性及特异性均高于前列腺酸性磷酸酶。 1. 前列腺癌时可见血清 PSA 明显升高。以血清 PSA>4.0μg/L 为阳性临界值，其阳性率在 50%~80%。血清 PSA 浓度和阳性率随病程的进展而上升，当行前列腺癌外科切除术后 PSA 浓度可逐渐降至正常。若手术后观察 PSA 不降或下降后再次升高，应考虑肿瘤转移或复发的可能。因此，PSA 测定可作为监测前列腺癌病情变化和疗效的重要指标。 2. 良性前列腺瘤、前列腺肥大或前列腺炎及泌尿系统疾病也可见血清 PSA 水平升高，但必须结合其他检查进行鉴别。 3. 约 5% 的前列腺癌患者 PAP 升高，但 PSA 在正常水平。因此，两者同时测定可提高前列腺癌的阳性检出率。

组织多肽抗原	组织多肽抗原（tissue polypeptide antigen，TPA）是一种非特异性肿瘤标志物，临床上常用于迅速增殖的恶性肿瘤的辅助诊断，特别是在某些缺少特异指标恶性肿瘤的治疗效果上有较高的敏感性。TPA 增高见于以下情况。 1. 临床上常见的恶性肿瘤：如乳腺癌、膀胱癌、前列腺癌、胃癌、肝癌、胰腺癌、结肠癌、直肠癌及卵巢癌。特别是对膀胱癌、结肠癌转移细胞癌的诊断敏感性高。TPA 在肿瘤手术切除后 3~4 周降至正常水平。术前 TPA 增高非常显著常提示预后不良，其 TPA 水平与肿瘤细胞的增殖分化相关联，如 TPA 水平降至正常，表明肿瘤治疗有效，是监测肿瘤是否复发的良好指标。 2. TPA 与 CEA 同时检测有利于恶性与非恶性乳腺疾病的鉴别诊断。 3. 良性疾病：如急性肝炎、胰腺炎、肺炎和胃肠炎也可见血清 TPA 升高，需结合其他检查加以分析。
癌抗原 125	癌抗原 125（cancer antigen 125，CA125）是重要的卵巢癌相关抗原。CA125 是一种大分子多聚糖蛋白，存在于上皮性卵巢癌组织和患者的血清中，上皮性卵巢癌时，患者血清 CA125 水平明显升高，而且敏感性好，主要用于辅助诊断恶性浆液性卵巢癌、上皮性卵巢癌，同时也是手术切除、化疗后疗效观察的指标，有较大的临床价值，所以被看作卵巢癌的肿瘤标志物。但其特异性较差。在卵巢囊肿、子宫内膜异位症、良性和恶性胸（腹）腔积液中也可观察到阳性反应。 卵巢癌患者血清 CA125 水平明显升高，其阳性检出率可达 88%，故对诊断卵巢癌有较大的临床价值。尤其对评估治疗效果和判断有无复发转移极为灵敏。 其他非卵巢恶性肿瘤也有一定的阳性率，如宫颈癌、乳癌、胰腺癌、胃癌、肺癌、肝癌、结肠癌、直肠癌等。 非恶性肿瘤，如子宫内膜异位症、盆腔炎、卵巢囊肿、胰腺炎、子宫肌瘤、肝硬化等也有不同程度升高，但阳性率较低，注意鉴别。 联合测定 CA125、CA19-9 及组织多肽抗原能提高阳性率，动态监测用于诊断、治疗及预后。
人绒毛膜促性腺激素	人绒毛膜促性腺激素（human chorionic gonadotropin，hCG）是胎盘滋养层细胞分泌的一种糖蛋白激素，由 α、β 两个亚单位组成，分子量约 40kD，由 237 个氨基酸组成，结构中包括 α、β 两个非共价键结合的亚基。hCG 是监测早孕的重要指标，正常妇女受孕后 9~13 天 hCG 即有明显升高，妊娠 8~10 周达到高峰，然后下降，维持在较高的水平上直至足月分娩，胎儿出生后 2 周降至正常水平。绒毛膜上皮细胞癌、葡萄胎、畸胎瘤时可见 hCG 异常升高，是诊断滋养层细胞肿瘤、内胚层细胞源性恶性肿瘤的辅助诊断指标。 尿中 hCG 比血中含量高 3~4 倍。hCG 可用于早孕、监测先兆流产、异位妊娠的良好指标。临床上早期葡萄胎、绒毛膜上皮细胞癌时，血中 hCG 明显高于早孕的水平。但经过化疗或刮宫治疗后，hCG 水平下降，如治疗后下降不明显，提示治疗效果不佳。 治疗后 hCG 下降，以后又见升高，提示复发。畸胎瘤、睾丸非精原细胞瘤、胚胎性肿瘤可见 hCG 升高。

续 表

血清铁蛋白	血清铁蛋白是体内含铁最丰富的一种蛋白质，分子量约 450kD，其中含铁 17%～23%，是铁的主要贮存形式之一，几乎所有真核细胞都含有铁蛋白。Fe^{2+} 在肠黏膜细胞内氧化成 Fe^{3+}，刺激核糖体合成无铁蛋白，并与肠黏膜中的 Fe^{3+} 结合形成铁蛋白，贮存于肝、脾、骨髓及肠黏膜细胞中，是单核-吞噬细胞系统储铁的主要形式，外周血中循环铁蛋白则来自网状内皮系统的主动分泌或网状内皮细胞死亡的被动释放。测定血清铁蛋白是判断体内铁储量的重要指标。在诊断缺铁性贫血、铁负荷过度、营养状况调查有重要意义，同时铁蛋白作为一种肿瘤标志物，如原发性肝癌、肺癌、白血病等，对临床某些恶性肿瘤的诊断也具有一定的价值。
甲胎蛋白	1. 原发性肝癌。血清甲胎蛋白（AFP）升高为原发性肝癌重要指标之一，灵敏度高，特异性强，是十分有价值的临床检查及普查项目。 2. 良性肝病。如病毒性肝炎、肝硬化有不同程度的升高，但 AFP 水平通常 $<400\mu g/L$。大部分患者 $<100\mu g/L$。AFP 升高，主要是因受损伤的肝细胞再生而幼稚化时，肝细胞便重新具有产生 AFP 的能力，随着受损肝细胞的修复，AFP 逐渐恢复正常。

第四部分

临床检验参考值

血液检验		
血红蛋白（Hb）	男性 130~175g/L 女性 115~150g/L 新生儿 170~200g/L	血细胞分析仪法
红细胞（RBC）	男性 $(4.3~5.8)\times10^{12}$/L 女性 $(3.8~5.1)\times10^{12}$/L 新生儿 $(6.0~7.0)\times10^{12}$/L	
血细胞比容（Hct）	男性 （0.40~0.50）L/L 女性 （0.35~0.45）L/L	
平均红细胞容积（MCV）	（82~100）fl	
平均红细胞血红蛋白（MCH）	（27~34）pg	
平均红细胞血红蛋白浓度（MCHC）	（316~354）g/L	
白细胞计数（WBC）	成人 $(3.5~9.5)\times10^{9}$/L 新生儿 $(15.0~20.0)\times10^{9}$/L 6个月至2岁 $(11.0~12.0)\times10^{9}$/L	血细胞分析仪法
白细胞分类计数	中性粒细胞百分比 40%~75% 嗜酸性粒细胞百分比 0.4%~8% 嗜碱性粒细胞百分比 0%~1% 淋巴细胞百分比 20%~50% 单核细胞百分比 3%~10% 中性粒细胞绝对值 $(1.8~6.3)\times10^{9}$/L 嗜酸性粒细胞绝对值 $(0.02~0.52)\times10^{9}$/L 嗜碱性粒细胞绝对值 $(0~0.06)\times10^{9}$/L 淋巴细胞绝对值 $(1.1~3.2)\times10^{9}$/L 单核细胞绝对值 $(0.1~0.6)\times10^{9}$/L	血细胞分析仪法
血小板计数（PLT）	$(125~350)\times10^{9}$/L	血细胞分析仪法
尿液检查		
尿量	1000~2000ml/24h	仪器法
外观	透明，淡黄色	仪器法
酸碱反应	弱酸性，pH 约 6.5	仪器法
比重	1.015~1.025	仪器法
蛋白质	定性　阴性 定量　20~130mg/24h（平均 40mg/24h）	仪器法

续 表

	定性 阴性	
葡萄糖	定量 0.56～5.0mmol/24h（100～900mg/24h）	仪器法
酮体	定性 阴性 定量（以丙酮计） 0.34～0.85mmol/24h（20～50mg/24h）	仪器法
尿胆原	定性 阴性或弱阳性（尿稀释20倍为阴性） 定量 0.84～4.2μmol/24h	仪器法
尿胆素定性试验	阴性	仪器法
胆红素	定性 阴性 定量 ≤2mg/L	仪器法
紫胆原	定性 阴性 定量 0～4.4μmol/24h	
尿卟啉	0～36nmol/24h	
尿隐血试验	阴性	
尿含铁血黄素试验（Rous试验）	阴性	
本周蛋白（Bence-Jones蛋白）	阴性	
β_2微球蛋白	<0.2mg/L（370μg/24h）	
α_2微球蛋白	0～15mg/L	
肌红蛋白定量	<4mg/L	
乳糜尿试验	阴性	
肌酐	男性 7～18mmol/24h 女性 5.3～16mmol/24h	
尿素氮	357～535mmol/24h	
尿酸	2.4～5.9mmol/24h	
钠	130～260mmol/24h	
钾	51～102mmol/24h	
钙	2.5～7.5mmol/24h	
磷	22～48mmol/24h	
镁	2.1～8.2mmol/24h	
尿 N-乙酰-β-D 氨基葡萄糖酐酶（NAG）	<18.5U/L	
尿淀粉酶（仪器酶法）	≤1200U/L	
免疫球蛋白	阴性	
补体 C3	阴性	

尿清蛋白排泄率（UAE）	5~30mg/24h	
尿沉渣检查	白细胞　　　　　　　　　　　　<5 个/HP	
	红细胞　　　　　　<3 个/HP（0-偶见）	
	扁平或大圆上皮细胞　　　　　少许/HP	
	透明管型　　　　　　　　　　　偶见/HP	
12 小时尿沉渣计数	红细胞　　　　　　　　　　<50 万/12h	
	白细胞　　　　　　　　　<100 万/12h	
	透明管型　　　　　　　　<5000 个/12h	
1 小时细胞排泄率	红细胞　　　　　　男性 <3 万/h	
	女性 <4 万/h	
	白细胞　　　　　　男性 <7 万/h	
	女性 <14 万/h	
粪便检验		
量	100~300g/24h	手工法
颜色	黄褐色	
胆红素	阴性	
粪胆原定量	75~350mg/100g 粪（68~473μmol/24h）	
粪胆素	阳性	
蛋白质定量	极少	
粪便脂肪测定（平衡试验）	<6g/24h	
隐血试验	阴性	
细胞	上皮细胞或白细胞　　无或偶/HP	
胃液检验		
胃液分泌总量	1.5~2.5L/24h（含盐酸 160mmol/L）	手工法
比重	1.003~1.006	
pH	1.3~1.8	
空腹胃液量	0.01~0.10L（平均 0.05L）	
胃液性状	清晰无色，轻度酸味，含少量黏液	
五肽胃泌素试验	基础胃液量：0.01~0.10L 基础泌酸量（BAO）：(3.9±1.98) mmol/h，很少超过 5mmol/h 最大泌酸量（MAO）：3~23mol/h 高峰泌酸量（PAO）：(20.26±8.77)mmol/h BAO/MAO：0.2	
隐血试验	阴性	
细胞	白细胞与上皮细胞少许	
细菌	阴性	

续　表

脑脊液检验		
性状	无色，清晰透明	
压力（侧卧）	0.686~1.76kPa	
总蛋白	定性（Pandy）试验　阴性 定量　儿童（腰椎穿刺）　　　0.20~0.40g/L 　　　　成人（腰椎穿刺）　　　0.20~0.45g/L 　　　　小脑延髓池穿刺　　　　0.10~0.25g/L 　　　　脑室穿刺　　　　　　　0.05~0.15g/L	
清蛋白	0.1~0.3g/L	
蛋白电泳	前清蛋白　　　　　0.02~0.07（2%~7%） 清蛋白　　　　　　0.56~0.76（56%~76%） α_1 球蛋白　　　　0.02~0.07（2%~7%） α_2 球蛋白　　　　0.04~0.12（4%~12%） β 球蛋白　　　　　0.08~0.18（8%~18%） γ 球蛋白　　　　　0.03~0.12（3%~12%）	
葡萄糖	成人　　　　　　　2.5~4.5mmol/L 儿童　　　　　　　2.8~4.5mmol/L	
氯化物	120~130mmol/L	
免疫球蛋白	IgG　　　　　　　0.01~0.04g/L IgA　　　　　　　0.001~0.006g/L IgM　　　　　　　　　　　阴性	
胆红素	阴性	
乳酸脱氢酶（LDH）	3~40U/L	
天门冬酸氨基转移酶（AST）	5~20U/L	
细胞数	成人　　　　　　　$(0~8) \times 10^6/L$ 儿童　　　　　　　$(0~15) \times 10^6/L$	
细胞分类	淋巴细胞　　　　　0.70（70%） 单核细胞　　　　　0.30（30%）	
精液检验		
量	一次排精液量 3.0~5.0ml	手工法
色	灰白色或乳白色，久未排精液者可淡黄色	
黏稠度	呈胶冻状，30 分钟后完全液化呈半透明状	
pH	7.2~8.6（平均7.8）	
比重	1.033	
精子数	$(60~150) \times 10^9/L$	
一次排精子总数	4 亿~6 亿	
活动精子	（30~60 分钟内）0.80~0.90（80%~90%）	
精子形态	畸形精子<0.15（15%）	
白细胞	<5 个/HP	

前列腺液检验		
性状	淡乳白色，半透明，稀薄液状	手工法
pH	6.3~6.5	
卵磷脂小体	多量或布满视野	
上皮细胞	少量	
红细胞	<5 个/HP	
白细胞	<10 个/HP	
淀粉样体	老年人易见到，约为白细胞的 10 倍	
细菌	阴性	
血液生化检验		
肝功能试验		
血清总蛋白（TP）	成人　　　　　　　　　　　　65~85g/L 新生儿　　　　　　　　　　　46~70g/L 7 个月~1 周岁　　　　　　　　51~73g/L 1~2 周岁　　　　　　　　　　56~75g/L >3 周岁　　　　　　　　　　　62~76g/L	双缩脲法
血清清蛋白（A）	成人　　　　　　　　　　　　40~55g/L 新生儿　　　　　　　　　　　28~44g/L <14 岁　　　　　　　　　　　38~54g/L >60 岁　　　　　　　　　　　34~48g/L	溴甲酚绿法
血清球蛋白（G）	20~40g/L	
清蛋白与球蛋白比值（A/G）	(1.2~2.4)：1	
血清蛋白电泳	清蛋白　　　　0.62~0.71（62%~71%） 球蛋白α_1　　0.03~0.04（3%~4%） 　　　　α_2　　0.06~0.10（6%~10%） 　　　　β　　　0.07~0.11（7%~11%） 　　　　γ　　　0.09~0.18（9%~18%）	醋酸纤维膜法
血清前清蛋白（PA）	1 岁　　　　　　　　　　　　100mg/L 1~3 岁　　　　　　　　　168~281mg/L 成人　　　　　　　　　　200~400mg/L	免疫透射比浊法
血清总胆红素（STBil）	成人　　　　　　　　　3.4~17.1μmol/L 新生儿0~1 天　　　　　34~103μmol/L 　　　1~2 天　　　　　103~171μmol/L 　　　3~5 天　　　　　68~137μmol/L	重氮法
结合胆红素（DBil）	0~6.8μmol/L	重氮法
非结合胆红素（IBil）	1.7~10.2μmol/L	

续　表

丙氨酸氨基转移酶（ALT）	男性	9~50U/L	连续监测法
	女性	7~40U/L	
天门冬酸氨基转移酶（AST）	男性	15~40U/L	连续监测法
	女性	13~35U/L	
ALT/AST 比值	≤1		
血清碱性磷酸酶（ALP）	男性	45~125U/L	连续监测法
	女性	35~100U/L（20~49 岁）	
	女性	50~135U/L（50~79 岁）	
γ-谷氨酰转移酶（GGT 或 γ-GT）	男性	10~60U/L	连续监测法
	女性	7~45U/L	
单胺氧化酶（MAO）	0~12U/L		连续监测法
腺苷脱氨酶（ADA）	4~18U/L		
5'-核苷酸酶	0~11U/L		连续监测法
总胆汁酸（TBA）	0~10μmol/L		酶法
淀粉酶（AMY）	28~100U/L		连续监测法
肾功能试验			
尿素（UREA）	男性	2.76~8.07mmol/L	酶法
	女性	2.90~8.20mmol/L	
肌酐	全血	88.4~176μmol/L	苦味酸法
	血清或血浆男性	62~115μmol/L	
	女性	53~97μmol/L	
尿酸	男性	208~428μmol/L	尿酸酶法
	女性	155~357μmol/L	
	儿童	119~327μmol/L	
β_2 微球蛋白	1.30~2.70mg/L		透射比浊法
二氧化碳（CO_2）	22~29mmol/L		酶法
心肌酶谱			
肌酸激酶（CK）	男性	38~174U/L	连续监测法
	女性	26~140U/L	
肌酸激酶同工酶（CK-MB）	0~24U/L		连续监测法
乳酸脱氢酶（LDH）	135~225U/L		连续监测法
α-羟丁酸脱氢酶（HBDH）	72~182U/L		连续监测法
血脂			
血清总胆固醇（TC）	3.11~5.20mmol/L		酶法
血清游离胆固醇	1.3~2.08mmol/L		酶法
胆固醇酯	2.34~3.38mmol/L		酶法

胆固醇酯/游离胆固醇比值	3：1	
血清三酰甘油（TG）	0.56~1.7mmol/L	酶法
高密度脂蛋白胆固醇（HDL-C）	1.044~1.55mmol/L	沉淀法
低密度脂蛋白胆固醇（LDL-C）	2.07~3.37mmol/L	沉淀法
载脂蛋白A1（Apo-A1）	男性　　　　　　　　　1.04~2.02g/L 女性　　　　　　　　　1.08~2.25g/L	透射比浊法
载脂蛋白B（Apo-B）	男性　　　　　　　　　0.66~1.33g/L 女性　　　　　　　　　0.60~1.17g/L	透射比浊法
载脂蛋白A/B	1.0~2.0	
脂蛋白（a）［LP（a）］	<300mg/L	透射比浊法
葡萄糖（Glu）	3.90~6.10mmol/L	氧化酶法
电解质系列		
血清钠	137~147mmol/L	ISE
血清钾	3.50~5.30mmol/L	ISE
血清氯	99~110mmol/L	ISE
血清钙	总钙（比色法）2.25~2.75mmol/L 离子钙（离子选择电极法）1.10~1.34mmol/L	比色法
血清无机磷	成人　　　　　　　　　0.96~1.62mmol/L 儿童　　　　　　　　　1.29~1.94mmol/L	比色法
血清镁	男性　　　　　　　　　0.73~1.06mmol/L 女性　　　　　　　　　0.66~1.07mmol/L 儿童　　　　　　　　　0.56~0.76mmol/L	比色法
微量元素		
血清铜	11.0~22.0μmol/L	比色法
血清锌	7.65~22.95μmol/L	比色法
血清铁	男性　　　　　　　　　11~30μmol/L 女性　　　　　　　　　9~27μmol/L	亚铁嗪显色法
免疫学检测		
免疫球蛋白		
IgG	7.5~15.0g/L	散射比浊法
IgA	血清型IgA　　　　　　0.71~3.35g/L 分泌型IgA　　　　唾液314mg/ml 　　　　　　　　泪液30~80mg/ml 　　　　　　　　初乳5060.5mg/ml	散射比浊法
IgM	0.46~3.00g/L	散射比浊法

续　表

IgD	0.6~1.2mg/L	散射比浊法
IgE	0.1~0.9mg/L	散射比浊法
总补体活性（CH50）	50~100U/ml	试管法
补体 C3	0.80~1.60g/L	散射比浊法
补体 C4	0.16~0.38g/L	散射比浊法
类风湿因子（RF）	0~20KIU/L	散射比浊法
C 反应蛋白（CRP）	阴性 <8mg/L	凝集法 散射比浊法
铜蓝蛋白（CER）	0.22~0.58g/L	散射比浊法
转铁蛋白（TRF）	2.50~4.30g/L	散射比浊法
抗核抗体（ANA）	阴性	金标法
抗可提取性核抗原（ENA）抗体谱		
抗双链脱氧核糖核酸抗体（抗 ds-DNA）	阴性	
抗核糖核蛋白抗体（抗 RNP）	阴性	
抗酸性核蛋白抗体（抗 Smith，Sm）	阴性	
抗干燥综合征-A 抗体（抗 SS-A）	阴性	
抗干燥综合征-B 抗体（抗 SS-B）	阴性	
抗系统性硬化症抗体（抗 Scl-70）	阴性	
抗线粒体抗体（AMA）	阴性	
抗平滑肌抗体（ASMA）	阴性	
甲型肝炎病毒抗原（HAVAg）	HAV IgM　　　　　　　　　　阴性 HAV IgA　　　　　　　　　　阴性 HAV IgG　　　　　　部分老年人可见阳性	ELISA 法
乙型肝炎表面抗原（HBsAg）	阴性	ELISA 法
乙型肝炎表面抗体（HBsAb）	阴性	ELISA 法
乙型肝炎 e 抗原（HBeAg）	阴性	ELISA 法
乙型肝炎 e 抗体（HBeAb）	阴性	ELISA 法
乙型肝炎核心抗原（HBcAg）	阴性	ELISA 法
乙型肝炎核心抗体（抗 HBc）	抗 HBc 总抗体　　　　　　　　阴性 抗 HBc IgM　　　　　　　　　阴性 抗 HBc IgG　　　　　　　　　阴性	ELISA 法
丙型肝炎病毒 RNA（HCV RNA）	阴性	PCR
丙型肝炎病毒抗体 IgM（抗 HCV IgM）	阴性	ELISA 法

丙型肝炎病毒抗体 IgG（抗 HCV IgG）	阴性		ELISA 法
丁型肝炎病毒抗原（HDVAg）	阴性		ELISA 法
丁型肝炎病毒抗体（抗 HDV）	阴性		ELISA 法
丁型肝炎病毒 RNA（HDV RNA）	阴性		PCR
戊型肝炎病毒抗体（抗 HEV IgG）	阴性		ELISA 法
戊型肝炎病毒抗体（抗 HEV IgM）	阴性		ELISA 法
庚型肝炎病毒抗体（抗 HGV）	阴性		ELISA 法
内分泌激素检测			
血甲状腺素（T_4）	$69.0 \sim 146.0$nmol/L		化学发光法
血游离甲状腺素（FT_4）	$10 \sim 30$pmol/L		化学发光法
血三碘甲腺原氨酸（T_3）	$1.5 \sim 3.2$nmol/L		化学发光法
血游离三碘甲腺原氨酸（FT_3）	$4 \sim 10$pmol/L		化学发光法
血反 T_3（rT_3）	$0.2 \sim 0.8$nmol/L		化学发光法
血降钙素（CT）	男性　$0 \sim 14$ng/L 女性　$0 \sim 28$ng/L		化学发光法
血皮质醇	上午 8 时 下午 4 时 晚上 8 时	$140 \sim 630$nmol/L $80 \sim 410$nmol/L 小于上午 8 时的 50%	化学发光法
尿游离皮质醇	$30 \sim 276$nmol/24h		化学发光法
尿 17 羟皮质激素（17-OHCS，17-OH）	男性　$13.8 \sim 41.4$μmol/24h 女性　$11.0 \sim 27.6$μmol/24h		化学发光法
尿 17 酮皮质激素（17-KS）	男性　$34.7 \sim 69.4$μmol/24h 女性　$17.5 \sim 52.5$μmol/24h		化学发光法
血浆睾酮（T）	男性　青春后期 $100 \sim 200$ng/L 　　　成人 $3000 \sim 10000$ng/L 女性　青春后期 $100 \sim 200$ng/L 　　　成人 $200 \sim 800$ng/L 　　　绝经后 $80 \sim 350$ng/L		化学发光法
血浆雌二醇（E2）	男性　$50 \sim 200$pmol/L 女性　卵泡期 　　　黄体期 　　　排卵期 　　　绝经期	$94 \sim 433$pmol/L $499 \sim 1580$pmol/L $704 \sim 2200$pmol/L $40 \sim 100$pmol/L	化学发光法

续 表

血浆孕酮	非孕妇女		化学发光法
	卵泡期（早）	（0.7±0.1）μg/L	
	卵泡期（晚）	（0.4±0.1）μg/L	
	排卵期	（1.6±0.2）μg/L	
	黄体期（早）	（11.6±1.5）μg/L	
	黄体期（晚）	（5.7±1.1）μg/L	
血促甲状腺激素（TSH）	2~10mU/L		化学发光法
血促肾上腺皮质激素（ACTH）	上午 8 时 25~100ng/L		化学发光法
	下午 6 时 10~80ng/L		
血生长激素（GH）	男性成人 <2.0μg/L		化学发光法
	女性成人 <10.0μg/L		
	儿童 <20μg/L		
血浆抗利尿激素（ADH）	1~10μU/ml（平均 4μU/ml）		化学发光法
尿抗利尿激素	11~30μU/24h（平均 28.9μU/24h）		化学发光法